世界一 おいしい ダイエット

～はじめよう！ローカーボ革命～

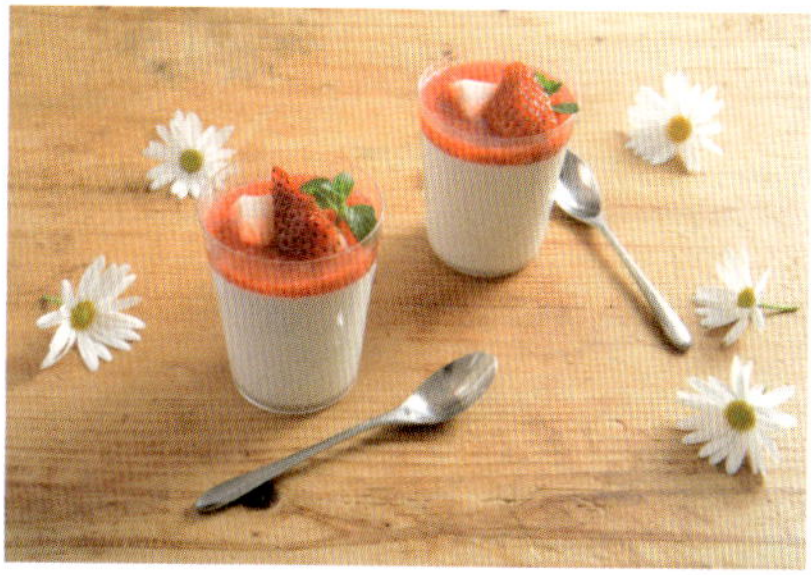

ローカーボ料理研究家
栄養医学指導師
藤本なおよ

はじめに

この本は、「痩せる」ためだけのダイエット本ではありません。肌も美しくなり、食後の眠気も消え、メンタルが向上し、パフォーマンスも上昇する。一粒で三度も四度もおいしいダイエット本です。

皆様に質問です。「世界一おいしいダイエット」と聞いたらどんなイメージを持たれますか？

「運動しなくても良い？」「我慢しなくても良い？」「おいしい料理も楽しめる？」「甘いものが大好きでも続けられる？」というような答えが返ってくるかもしれません。ダイエットは万人に、特に女性にとっては永遠のテーマであり、ひとたびテレビや雑誌で「痩せる食材」が取り上げられれば、その食材がスーパーから消えてしまうほど、多くの方の関心を集めます。

そもそも「ダイエット」とは何でしょうか。一般的に、「食事量を減らす、食べない、摂生する」ことと思われがちですが、**本来は「美容や健康を維持するために食事の量や種類を選択する」ことが「ダイ**

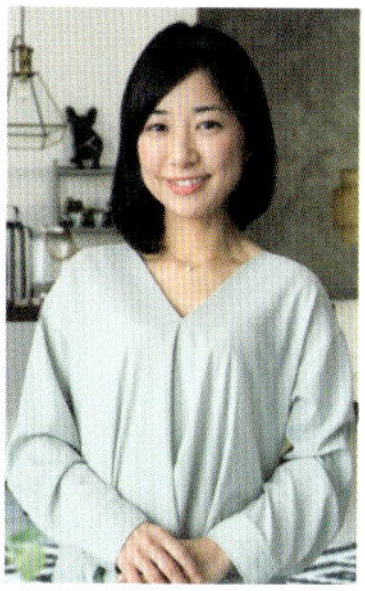

エット」なのです。前者の意味で「ダイエット」をとらえ、挫折した人は世の中にどれほどいるでしょうか。間違ったダイエットで体調を崩し、本来の意味である美容や健康から遠ざかってしまった人も少なくないかと思います。

私がすすめる「世界一おいしいダイエット」は、「お肉や油もＯＫ」「カロリーは気にしない」「甘いものやお酒も我慢しない」「激しい運動も不要」「美容や健康を維持できる」ダイエットです。

本書では、**心身ともに健やかになれる「ローカーボ」という食事法**について徹底的にお伝えしていこうと思います。

幼少期から虚弱体質だった私は、生まれつきのアトピーで、喘息や慢性的な風邪、原因不明の体調不良がずっと続いていました。社会人1年目には多忙から、うつ状態になり休職したこともあります。

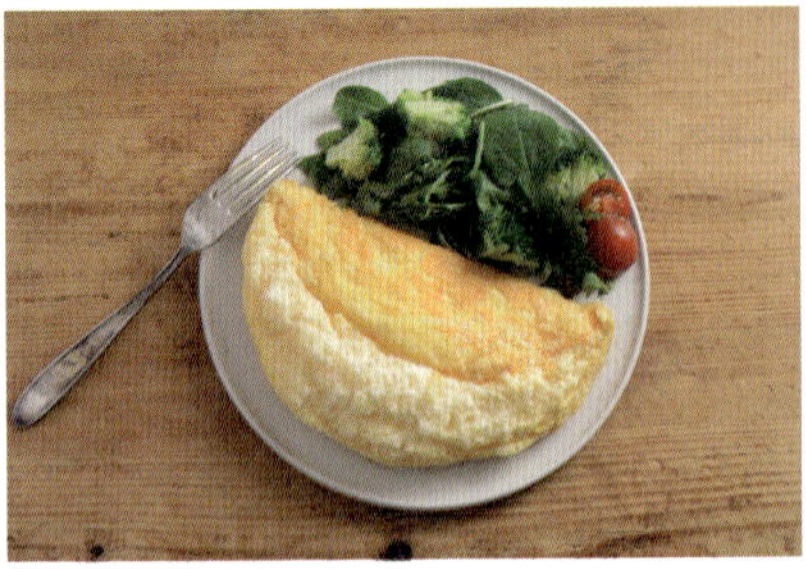

休養中に、めちゃくちゃだった食生活を見直し、様々な食事法を試すことにしました。その時に出会い、本来の栄養学について学び始めるきっかけとなったのが『「うつ」は食べ物が原因だった！』という栄養療法の溝口徹先生の本であり、ローカーボを導入した分子栄養学でした。

私がローカーボを実践し、現代人が不足しがちなたんぱく質や脂質、ビタミン、ミネラルを摂るようになると、何とたった1〜2カ月で原因不明だった幼少期からの体調不良（貧血、頭痛、肌荒れ、冷え性、慢性疲労、慢性的な風邪、メンタルの落ち込み等）が改善されていきました。すぐに現われた効果は、食後の睡魔に襲われなくなったことです。メタボだった兄にも試してもらったところ、8カ月で18kgも痩せ、見た目も10歳は若返ったようでした。

分子栄養学を提唱しているライナスポーリング博士は「病気の大半は栄養不足からきている」と論じていますが、私はそれを自分の体で実感したのです。

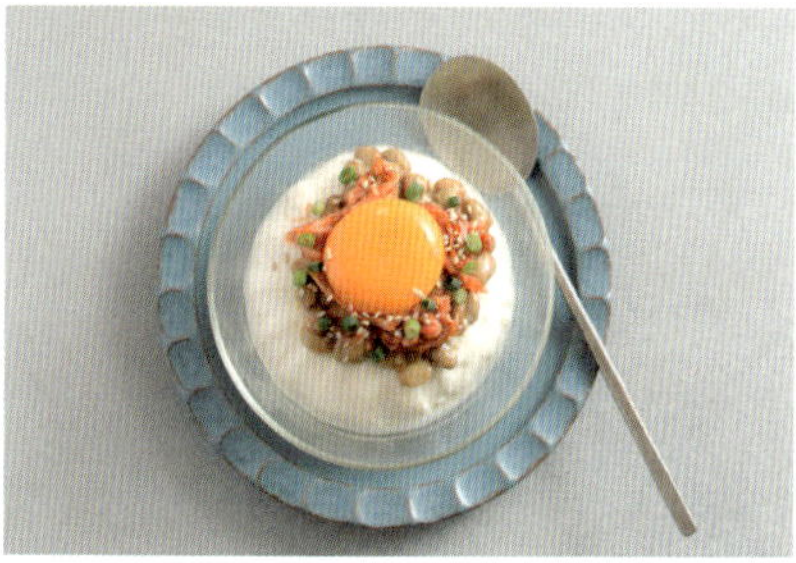

同時に、ローカーボの食事法を続けていく過程で、「外食がしにくい」「続けにくい」「何を食べたら良いかわからない」「甘いものが食べられない」「炭水化物を減らすなんて無理！」など、マイナスのイメージが定着していることも知りました。

そこで私は、「ローカーボ料理研究家」を目指し、「ローカーボ」をポジティブなイメージに変えたいと思うようになりました。

現在は、**ローカーボ料理研究家・栄養医学指導師として2000名以上の方にダイエットの指導をし、おいしくて楽しいローカーボ生活を広めるべく、食品メーカーや飲食店のメニュー開発・メディア等で活動しています。**私の人生を変えてくれた食事療法で革命を起こし、多くの人を健康に、そして幸せにすることが私の願いです。

この本を読んでいる皆様も、自分史上最高の革命を起こしていきましょう！

CONTENTS

CHAPTER 01

世界一おいしい ダイエット 「ローカーボ」とは？

P8

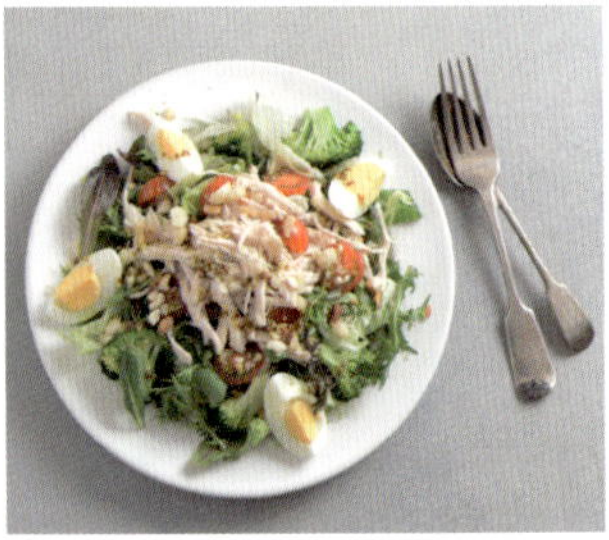

CHAPTER 02

なぜ 世界一おいしい ダイエットなのか

P20

EPISODE

CHAPTER

03

自炊レシピで おいしく ローカーボ

P65

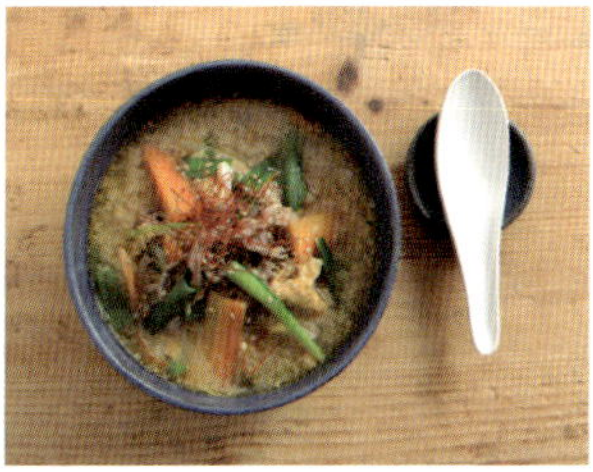

CHAPTER

04

たのしく カーボ コントロール

P116

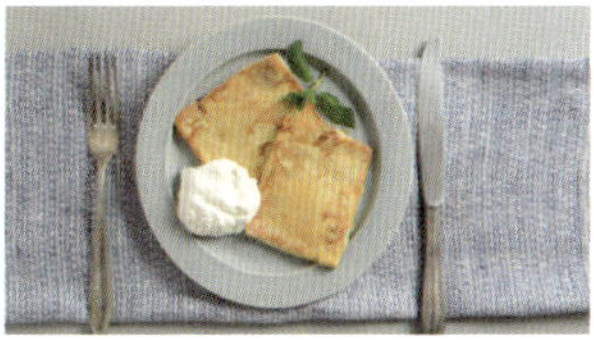

CHAPTER

01

世界一おいしい
ダイエット
「ローカーボ」とは？

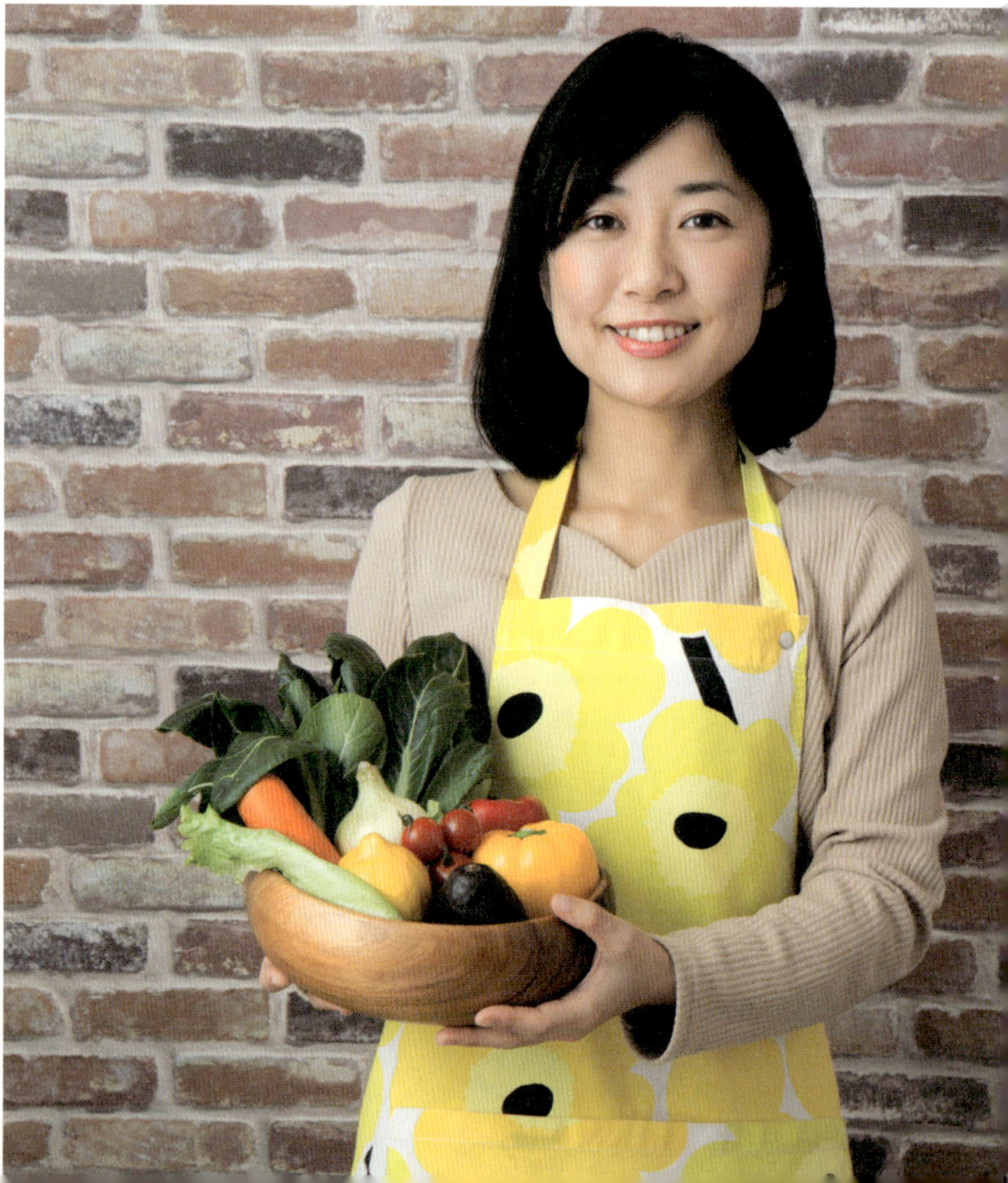

まず、「ローカーボ」という言葉をご存知でしょうか？

ローカーボとは、low-carbohydrate（ローカーボハイドレイト）の略語で、「低炭水化物」という意味です。

またローカーボは、「糖質制限」や「糖質オフ」「低糖質」とも呼ばれています。一度くらいは耳にしたことがあるという方も多いのではないでしょうか。現在話題になっているダイエットジムなどもローカーボの考え方を導入しており、糖質ゼロや糖質オフの商品もたくさん見られるようになりました。

”

具体的には炭水化物（糖質）を極力減らし、代わりにお肉やお魚、卵等の動物性たんぱく質、脂質を増やす食事法のことです。ローカーボは、ダイエットや美容、病気予防にもおすすめの食事法なのです。

“

私がこの食事法を続けている理由は、幼少期の虚弱だった体質が劇的に変わった経験者でもあるからです。生まれつきのアトピー、花粉症、慢性的な風邪、低体温、貧血、肩こりなどの症状が、食事法を変えただけで、たった1～2カ月で改善されたのです。では、具体的にはどのような食事がローカーボなのでしょうか。

”一言で言うと、肉定食または魚定食からごはん（炭水化物）を減らした食事のことです。要するにおかずを多く食べるというイメージです。“

おすすめの食材

「ローカーボ（低炭水化物）」とセットで扱われるのが、「ハイプロテイン（高たんぱく質）」と「ハイファット（高脂質）」です。

私たちの体の60～70％は水分で構成されています。次が、たんぱく質と脂質です。炭水化物はたったの1％です。この体の構成割合（高たんぱく質、高脂質、低炭水化物）に従って食事をするのがローカーボの理論なのです。

”ローカーボを実践するためのおすすめの食材は、お肉やお魚、卵などの動物性のたんぱく質、良質な油、葉物の野菜類です。“

私たちの髪や肌、骨、内臓、爪などはたんぱく質でできており、脳の材料、ホルモンの材料、37兆個あると言われている細胞の表面を覆う細胞膜は油からできています。ですから、これらが不足してしまうと、肌はカサカサ、髪はパサパサ、

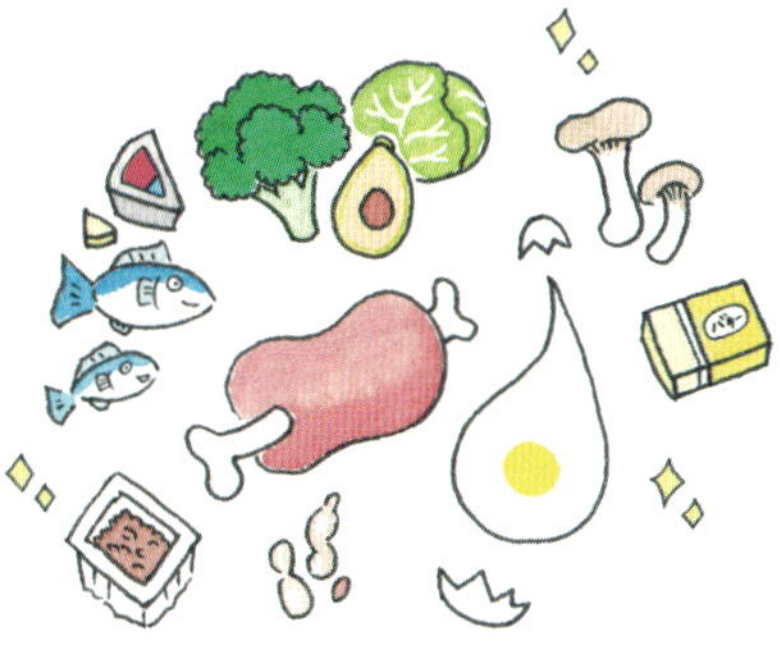

メンタルも不安定というように、病気と関係なく体調不良が続いてしまいます。

たんぱく質や脂質のように体の中では合成できず、食べ物から摂らなければならない栄養素のことを「必須栄養素」と呼んでいます。そして、「必須たんぱく質」「必須ビタミン」というように、「必須」という言葉が付きます。逆に、糖質は体の中でも合成できるため「必須糖質」という言葉は存在しません。

控えた方が良い食材

それは、ローカーボの名前の由来でもある「炭水化物」です。特に「精製された炭水化物を多く摂る事」「ごはんや麺類、パンなど単体のみで食事をすること」は控えましょう。例えば、白ごはん大盛りの丼もの、サンドイッチやおにぎりだけで昼食を済ませたりするのは好ましくない例です。

炭水化物はエネルギーとしての働きがメインですから、ごはんや麺類、パンなどを単体で食べると「体をつくる材料」を摂取できません。無理なダイエットをする方の食生活を見ると「朝はパンのみ、昼はパスタのみ、夜はサラダのみ」など、動物性たんぱく質や脂質が多く摂れていない例が見受けられます。しかし、健康的なダイエットのためにはしっかりとたんぱく質や脂質を摂る事が大事なのです。

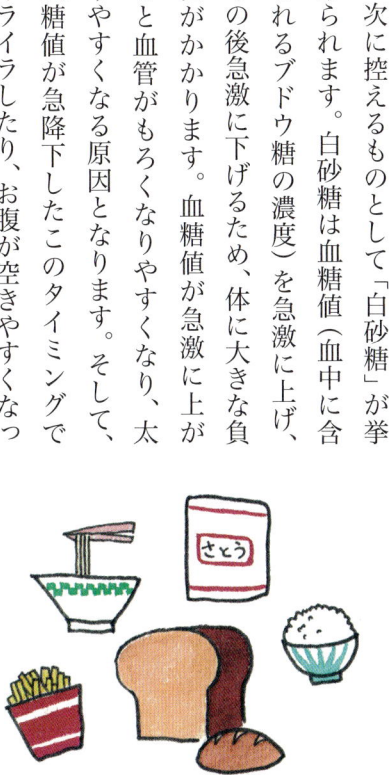

次に控えるものとして「白砂糖」が挙げられます。白砂糖は血糖値（血中に含まれるブドウ糖の濃度）を急激に上げ、その後急激に下げるため、体に大きな負担がかかります。血糖値が急激に上がると血管がもろくなりやすくなり、太りやすくなる原因となります。そして、血糖値が急降下したこのタイミングでイライラしたり、お腹が空きやすくなっ

たり、眠気が起きたりしてしまうのです。

砂糖を避けることは、甘いものを我慢することとイコールではありません。最近では血糖値の急上昇を抑える甘味料も販売されています。有名なのはラカンカ、エリスリトール、ステビアなどです。これらの甘味料を砂糖の代わりに使えば、ローカーボに取り組みながら甘いスイーツを食べる事もできます。ローカーボで血糖値の上下をゆるやかにすることが美容や健康の鍵となるのです。

”ダイエットの理論などと聞くと、結構ストイックに取り組まないといけないのではないかと思われがちですが、夜ごはんの1食をローカーボ食にするだけでも、体重や体調は徐々に変化します。“

お酒も種類を選べば飲めますし、太る原因と思われがちなお肉や油類も食べられます。甘味料や材料を選べばスイーツも我慢する必要はありません。これが「ローカーボ」のメリットなのです。

太るメカニズム

なぜ太るのでしょうか？

「運動しないから」「お肉ばかり食べているから」「カロリーを摂りすぎているから」など、様々な観点から太る原因は挙げられています。

”しかし、ローカーボでは「糖質を摂りすぎていること」が太る原因と考えられています。“

糖質とは「炭水化物から食物繊維を抜いたもの」と「砂糖類」を指します。糖質は、細胞や体の組織の材料には使われず、筋肉などを動かすためのエネルギー源として使われています。現代人の運動量は昔の運動量

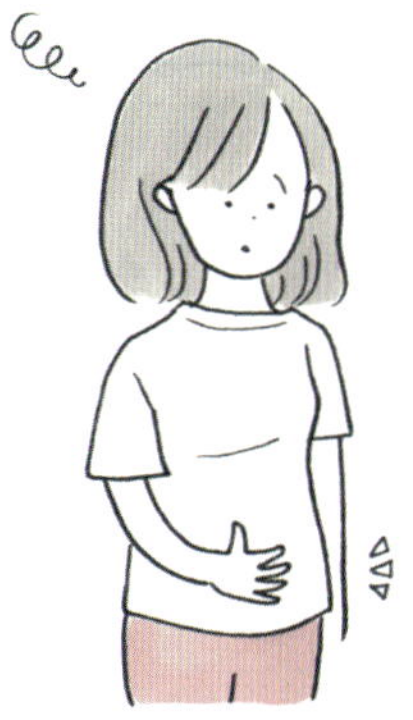

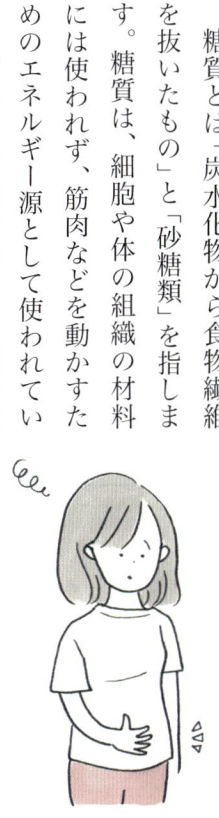

の10分の1ともいわれており、過剰に摂取した糖質は余りがちです。
実は、お肉やお魚などのたんぱく質やバター、オリーブオイルなどの「脂質」は、過剰に摂りすぎても尿や便として排出されますが、

”糖質の場合は、排出されずに体脂肪として蓄積されてしまいます。“

たくさんの糖質が体内に入ると、血中にブドウ糖が増えます。すると血糖値（血中に含まれるブドウ糖の濃度）が急激に上がり、すい臓が血糖値を下げるためのインスリンホルモンを放出します。インスリンは別名「肥満ホルモン」とも呼ばれており、余分なブドウ糖を中性脂肪に変えてしまう働きがあります。これが「太る」仕組みなのです。

ですからダイエットをする場合は、「糖質を摂りすぎない」ことを

念頭においてください。

人間の体は主に、水分、たんぱく質、脂質でできています。炭水化物は全体の1％程度です。1％の炭水化物とは、糖質の量にしてスティックシュガー1個分にあたります。実は、私たちの体内にある糖質はたったそれだけなのです。

人体の成分割合

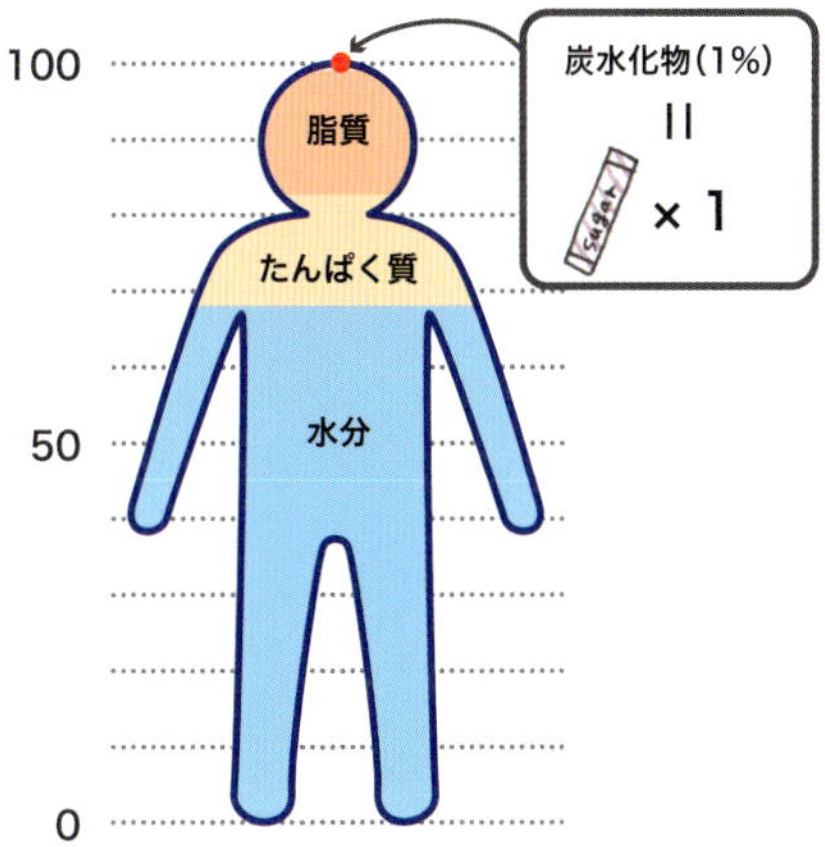

”しかし、茶碗1杯分のごはんには、スティックシュガー約14本分もの糖質が含まれています。“

1日3食のごはんに加えて、甘いものを食べたり、お酒を飲んだりしたら、60本分以上のスティックシュガーを摂取する計算になります。食べたり飲んだりして得た糖質を全て運動でエネルギーに変えるのであれば問題ありませんが、運動量が激減した現代人は糖質を食べ過ぎているからこそ、「太る」のです。

ここまで読んで、「ごはんやパンのような炭水化物が好きな自分にはローカーボが向いていないのではないか？」「甘いものをやめなくてはいけないのか。そんなことできるのかな」と不安になっている方もいらっしゃるかと思います。しかし、ご安心ください！

次の章では、お肉やデザート、お酒を我慢しなくてよい理由をご説明します。

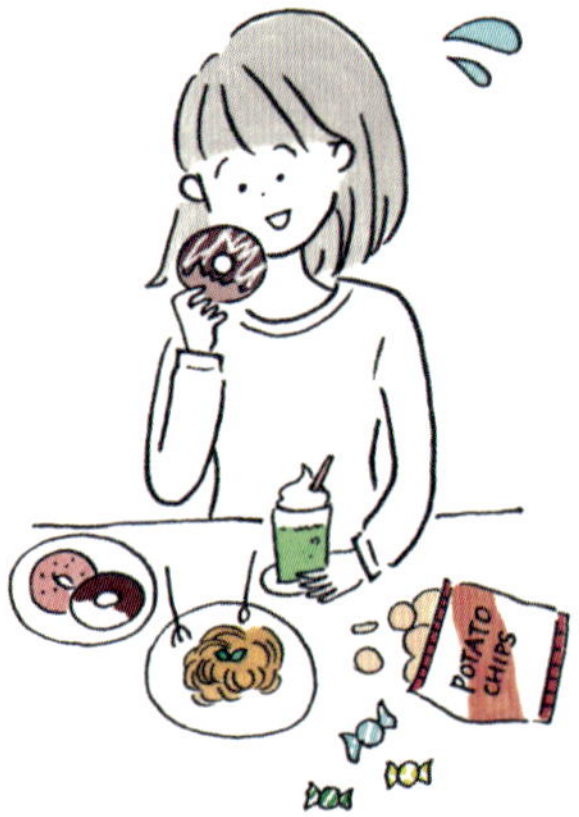

EPISODE 1

あんだかしーを多くの方に届け 幸せな人生を過ごすお手伝いをしたい

國場 麻梨江さん

27歳の時に膠原病という難病を発症し、その影響で顔は浮腫み、体調も不安定になり、勤めていた会社も辞めてしまいました。

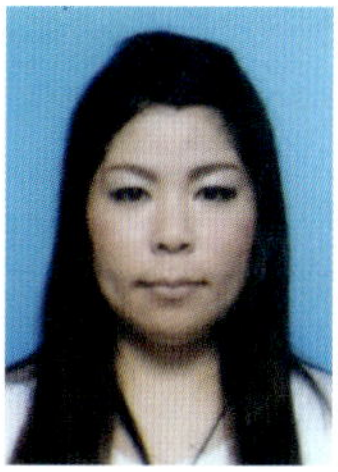

Before

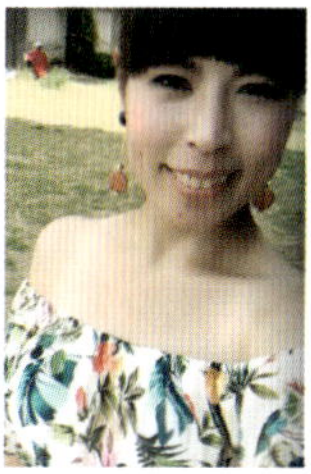

After

そして、家業のあんだかしー（豚皮を揚げたスナック菓子）の製造を手伝うようになりました。当時は、お肉や脂は体に悪いと思い込んでいたため、食べることは無く、体調不良のまま過ごすこと2年。その後、MEC食（Meat、Egg、Cheeseを中心に摂る食事法）の提唱者である渡辺信幸先生との出会いが私の運命を変えました。「あなたが製造しているあんだかしーが、あなたの病気を治すんだよ」と、信じられないことを言われたのです。

Before

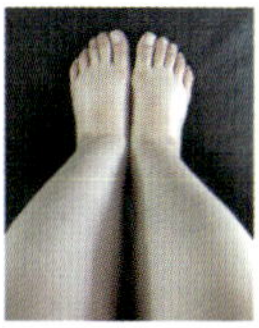

After

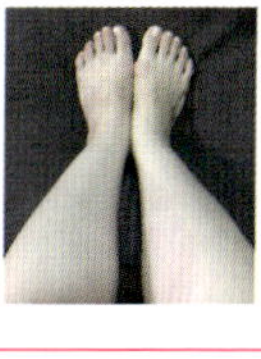

私は先生を信じ、MEC食を実践し、あんだかしーを食べるようにしました。4年たった今、飲んでいた薬は10分の1に減り、体重もMAXから8kg減、体力も2倍以上UPし、メンタル的にも強くなりました。この経験で、「栄養を摂る」ことの重要性に気付かされたのです。現在は、家業のあんだかしー専門店で働くことになったことに使命を感じながら日々過ごしています。

CHAPTER 02

なぜ 世界一おいしい ダイエットなのか

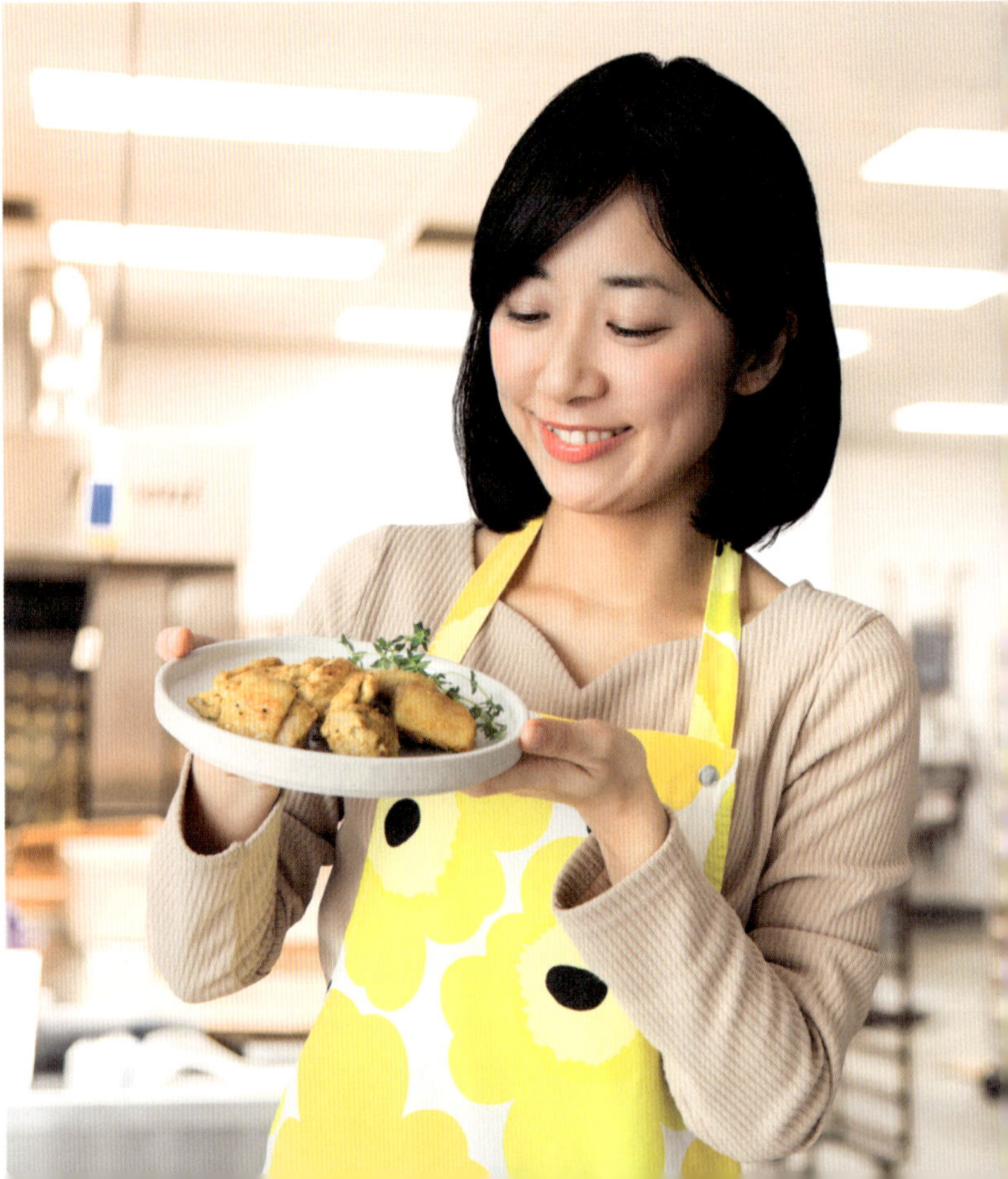

1

お肉が食べられる

鉄板の上でジュージューと音を立てている、バターが上に乗った大きなステーキを想像してみてください。おいしそうで食欲が湧いてきますよね。しかし、見るからにハイカロリーで太りそう！と思う方も多いのではないでしょうか？　かくいう私も、「お肉は太る」「体に悪そう」と決めつけて、お肉を食べなかった時期がありましたが、それは健康的な食生活ではありませんでした。

実は、**お肉はとても重要で、糖質量は非常に低く、たんぱく質が豊富な食材**なのです。たんぱく質は 英語で「プロテイン」と呼ばれていますが、ギリシャ語で「一番重要な」という意味の「プロティオス(proteios)」が語源です。現代ではこの一番重要な栄養が十分に摂れていないのが実状です。

たんぱく質は美肌や体をつくる材料となってくれますから、お肉

を恐れずに食べましょう。

よくダイエットというとささみや鶏胸肉しか食べてはいけないと思われがちですが、どんなお肉を食べていただいても大丈夫です。むしろ、**いろいろな種類のお肉を食べたほうが様々な栄養素を摂る事ができます。お肉はローカーボの味方なのです。**

焼肉屋でも、ごはんの代わりにサンチュなどの野菜でお肉を巻いたり、ビールではなくハイボールを飲んだりと工夫次第で「焼肉ダイエット」も可能です。私の兄も焼肉屋に行ったり、居酒屋でお酒を選んだりしながら「食べて飲んで」ダイエットを成功させました。

「お肉は悪者ではなく、むしろダイエットの強力な味方」というイメージを持ってください。

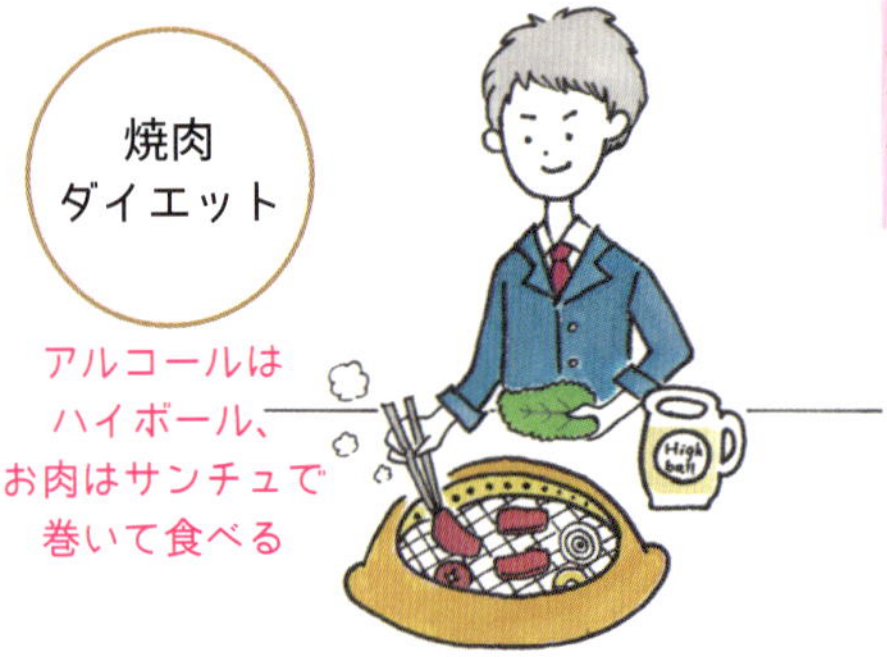
焼肉
ダイエット
アルコールは
ハイボール、
お肉はサンチュで
巻いて食べる
High
ball

いろいろなお肉を食べよう！

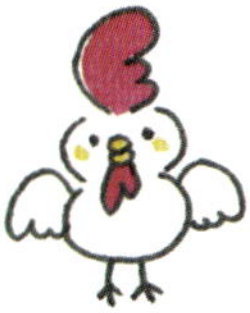

鶏肉

粘膜を強くするビタミンAが豊富で、風邪を引きやすい季節に最適

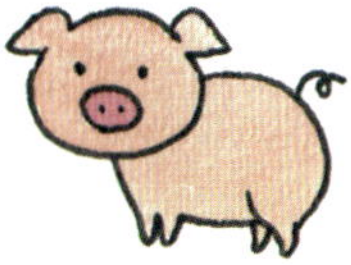

豚肉

ビタミンB群が豊富で、疲労回復や美肌におすすめ

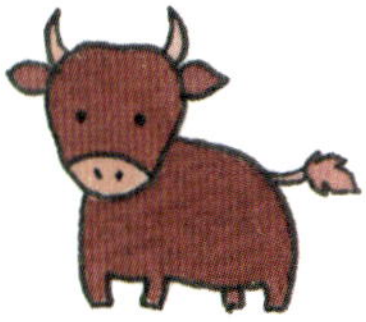

牛肉

セロトニン（別名幸せホルモン）の分泌を促し、メンタル向上をサポート

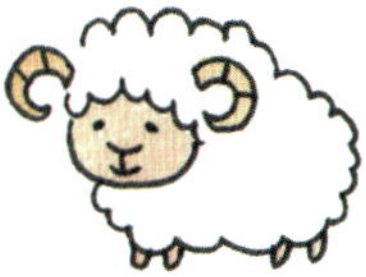

ラム肉

L-カルニチンが豊富で、脂肪燃焼におすすめ

2 カロリーは気にしない

ダイエットでカロリーを気にする人はたくさんいますが、糖質量を気にしている人は、どれくらいいるでしょうか？　実は**「脂肪の多い食事は太る」「動物性脂肪は体に悪い」という認識は誤り**で、最近では「カロリーと肥満の連動性はあまりない」という論文も発表されています。

ところで、食品のカロリーがどのように測定されているか、ご存知ですか？　カロリーは、機械の中で食品に火をつけ、その燃え方で数値を計算しているのですが、そもそも機械の中で起きていることと、人間の体内で起きていることは違うのです。

栄養学の世界では有名な実験のひとつに、「低脂質カロリー制限食」「地中海食」「低糖質食」の3つの食事グループを比較した研究があります。

「低脂質カロリー制限食」というのは、今までのダイエットのイメージである低脂肪の穀物や野菜、豆類を摂り、脂肪やカロリーを制限した食事です。カロリーは1日当たり男性1800キロカロリー、女性1500キロカロリーに制限されました。

「地中海食」は聞きなれない言葉ですが、地中海沿岸諸国の伝統的な食事のことです。肉類は少なく、脂肪分としてオリーブオイルやナッツを摂取します。摂取カロリーは「低脂肪カロリー制限食」と同じでした。

「低糖質食」は、ローカーボにあたります。カロリーや脂肪の摂取量には制限がありませんでした。

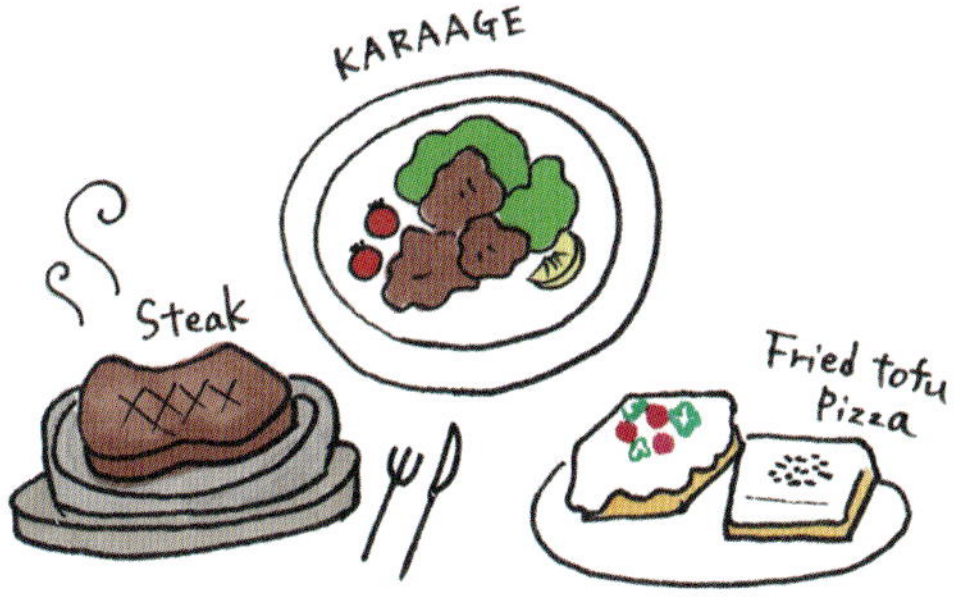

実験開始から2年、減量効果がもっとも小さく、中性脂肪値がもっとも減少しなかったのが、「低脂質カロリー制限食」でした。善玉コレステロール値も、低糖質食とは比較にならないほど改善がみられませんでした。その後も減量効果は常に最下位だったそうです。

脂質に関しても、バターやフォアグラを食べていたグループのほうが、心血管系疾患の発症率も、死亡率も低かったのです。

このような研究結果などもあり、最近ではダイエット、病気の予防や治療のための食事は、カロリー制限ではなく、**「糖質制限」が世界的な主流になろうとしています。**

脂質をカットするよりも、カロリーを厳しく制限するよりも、**太りやすい食事の元である糖質を制限することが肥満の解消に役立つのです。**

気にするべきはカロリーよりも「糖質量」なのです。

3 油が摂れる

「肉汁が溢れる唐揚げ」「バターたっぷりのオムレツ」などのメニューは、全てダイエットの敵とみなされていました。一般的に脂質をたくさん摂ると太ると思っている方は多いのではないでしょうか？　また、コレステロールが上がるから脂質は控えないといけないと思っている方もいると思います。

実は、**「血中コレステロール値は食事では変わらない」**と、厚生労働省からも発表されています。

今までは悪者扱いをされがちのコレステロールでしたが、私たち動物にとっては欠かすことのできない重要な脂質なのです。

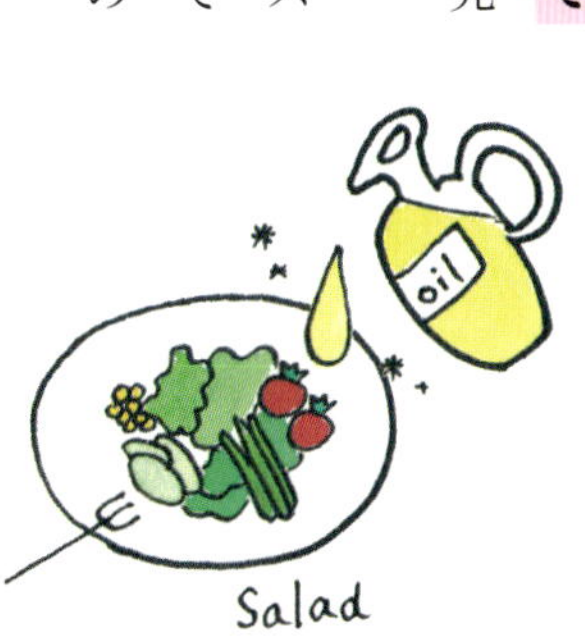

例えば脳の情報を体の各部の細胞に伝達する材料はコレステロールです。また、ステロイドホルモンと呼ばれる体に重要なホルモンは、体内でコレステロールから作られます。

そのため食事から脂質を抜くダイエット方法は、髪や肌がパサパサになるだけでなく、いろいろな不調を引き起こす原因にもつながるのです。**脂質は、綺麗な肌や正常なホルモンを維持するために毎日摂るべき重要な栄養素**ということを覚えておいてください。また糖質と違い、脂質は摂りすぎても便として排泄されます。

ただし、ひとくくりに脂質と言っても、油の種類によっては健康が左右されますから、油選びは気にして欲しい項目となります。私も生まれつきのアトピーでしたが、糖質と油の種類に気をつけただけでだいぶ症状が軽減されました。

ローカーボで髪や肌もツヤツヤのまま、綺麗に痩せましょう。

正しく選んで健康になろう!

良質な油

動物性の油(ラード、バター)、ココナッツオイル、ＭＣＴ(中鎖脂肪酸)、オメガ３系の油(えごま油、亜麻仁油、チアシード油)

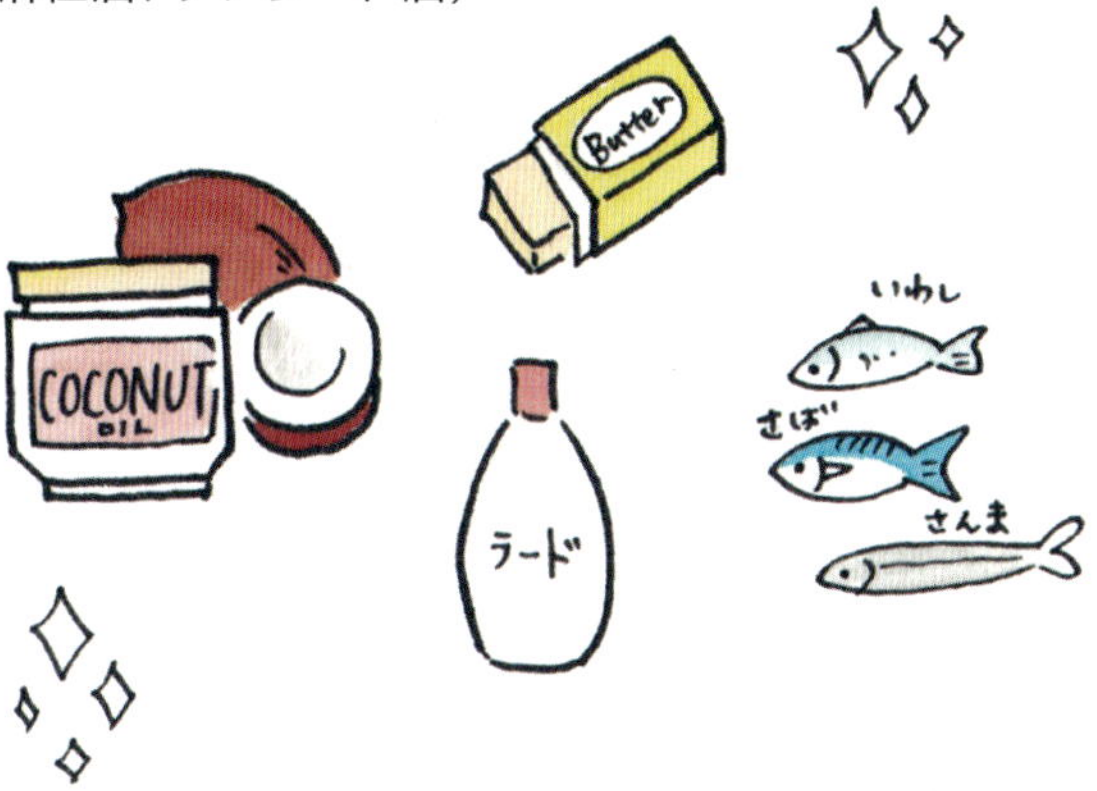

気をつけたい油

トランス脂肪酸(マーガリン、ファットスプレッド)やサラダ油。これらの油は発ガン性、アレルギー炎症の発生など健康面での危険性が指摘されています。

4 お酒が飲める

「お酒を飲んだら太る」「ダイエット中の居酒屋は厳禁」というイメージを持っている方も多いのではないでしょうか？　実は、居酒屋こそ、「食べながら痩せられるダイエット」に最も適した場所なのです。

では、なぜ居酒屋でダイエットができるのでしょうか？

それは、**居酒屋がローカーボ料理の宝庫だからです**。

例えば、葉物の野菜がふんだんに摂れるサラダ（ポテトサラダを除く）や、焼き鳥、唐揚げ、厚焼き卵、お刺身、お鍋ではたんぱく質も豊富に摂ることができます。

ウイスキー、焼酎、スピリッツ系（ウォッカ、ジン）などの蒸留酒は、糖質ゼロのお酒です。赤ワインなども糖質が低く、強い抗酸化作用のあるレスベラトロールが豊富です。レスベラトロールはポリフェノールの一種で、細胞の老化を遅らせ、若々しさを保つ効果があると言われています。

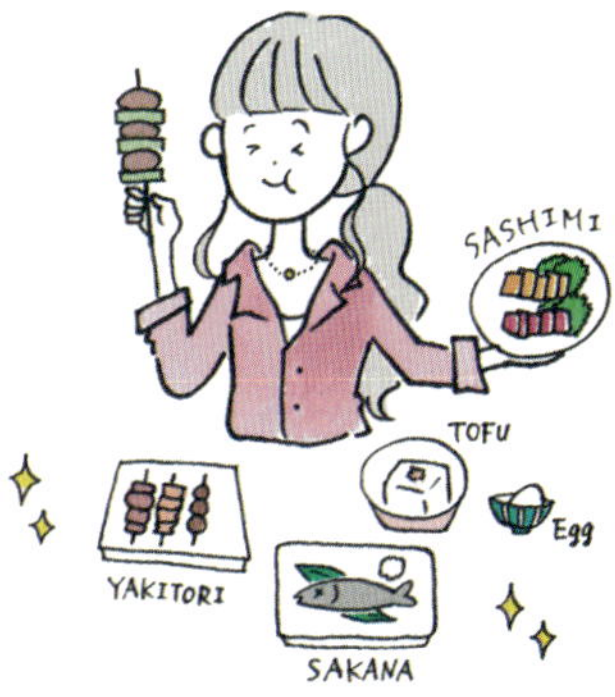

逆に**糖質の多いお酒は、日本酒、ビール、カクテル、梅酒系**です。日本酒で二日酔いになりやすいのは、脳で糖化反応（糖質とたんぱく質の結合による老化物質の発生）が起こり、血流が悪くなることが原因だと言われています。最近では、糖質オフのビールなど、アルコールのバリエーションも増えていますので、飲み過ぎ食べすぎに注意しながら、上手にお酒タイムを楽しんでください。

居酒屋でダイエット！

糖質ゼロまたは少ないお酒

ウイスキー、焼酎、スピリッツ系（ウォッカ、ジン）、
赤ワイン

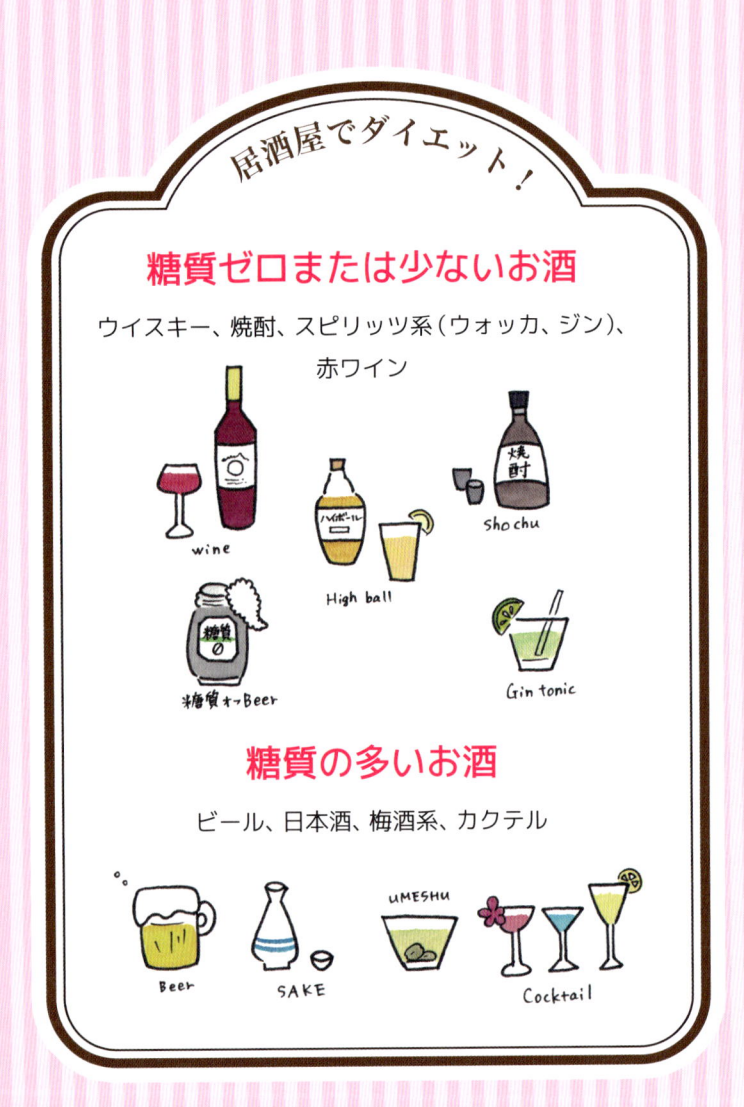

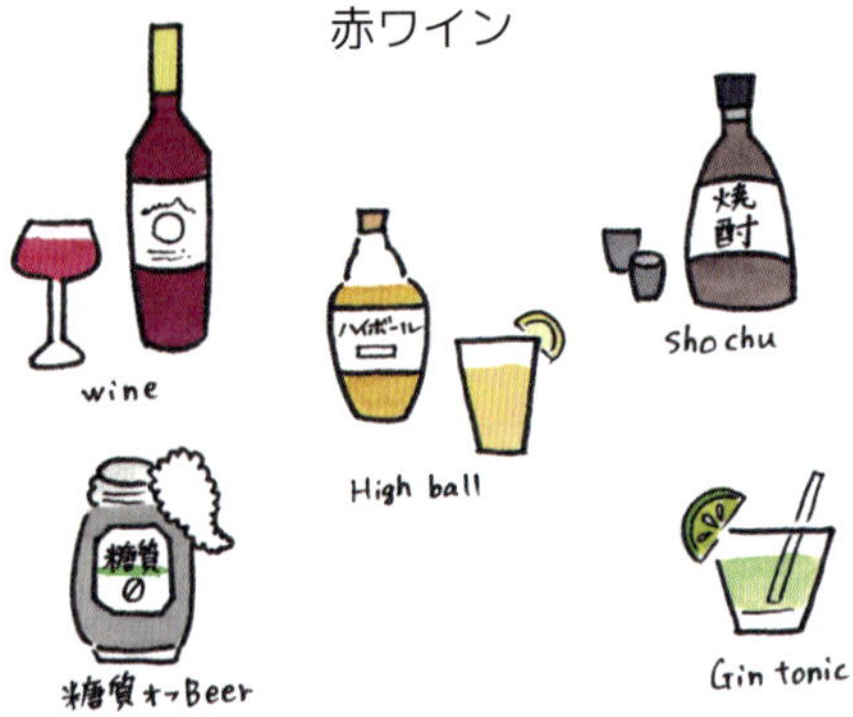

糖質の多いお酒

ビール、日本酒、梅酒系、カクテル

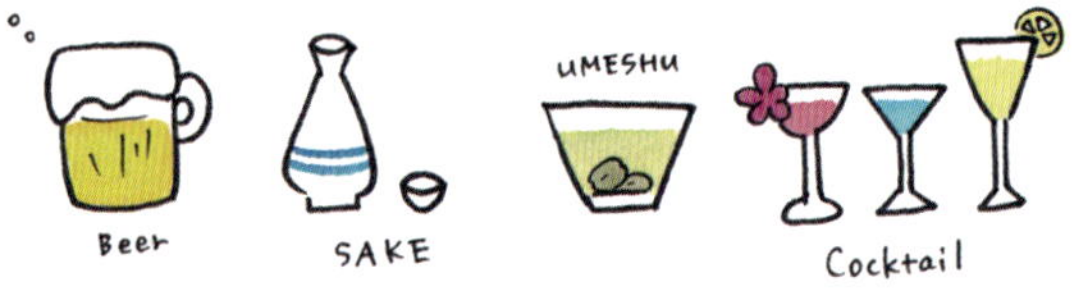

5 甘いものが食べられる

ダイエットと聞くと「甘いものが食べられない」というイメージと共に、「甘いもの＝太る」という方程式が、すっかり定着しているのではないでしょうか？　しかし、**「世界一おいしいダイエット」では「甘いもの」も我慢しなくて良いのです。**

確かに糖質の多いお菓子を食べ過ぎると、血糖値が上がり、インスリンホルモン（別名　肥満ホルモン）が分泌されるため太りやすくなります。また、血液はドロドロに、筋肉も固くなりやすくなるため、疲労や肩こり、目の疲れ、腰痛などの原因にもなります。**何より糖質の過剰摂取は美容の大敵であり、美肌に大事なビタミン、ミネラルを消化の過程で大きく消耗してしまいます。**

さらに血糖値を急上昇させてしまう糖質の多い食べ物には、β-エンドルフィンというホルモンの発生を助けてしまう作用もあります。β-エンドルフィンには、幸せな気分にしてくれるという良い側面もありますが、効果は一過性のもので、すぐにまた糖質の多い食べ物を求めてしまうという欲求に駆られます。そして、絶え間なく糖質の多いものを口にしてしまうという負のループにはまってしまうのです。

このループを抜け出すためには、血糖値をなるべく安定させるような食事をすることが大切になってきます。そのためには、**甘いものを食べるときに、血糖値を急上昇させないための工夫が、重要になってきます。**

実は、卵やバター、生クリームという、いかにも「太りやすそう」なスイーツの材料は、ローカーボ向きです。

そのため「世界一おいしいダイエット」では、甘味料を変えることで、生クリームやバターをたっぷり使ったおいしいローカーボスイーツを作ることも可能となります。

甘味料は主に、ラカンカやステビア甘味料を使います。これらは血糖値の急上昇を防げるので「太りにくい」甘いスイーツを作る事ができます。

これからのダイエットは大好きなスイーツも我慢せずに、綺麗に痩せていきましょう。

6 激しい運動は不要

ダイエットに運動は不可欠で、ランニングをすることやジムに行くことが必須だと考える人も多いのではないでしょうか。しかし、運動が苦手な方も落ち込む必要はありません。なぜなら、「世界一おいしいダイエット」では、激しい運動は不要だからです。

実際に私も運動らしい運動は一切していません。せいぜい犬の散歩やながら運動（歯磨きをしながらつま先立ち、料理しながら下腹部に力を入れる）くらいです。

実は運動でエネルギーを消費す

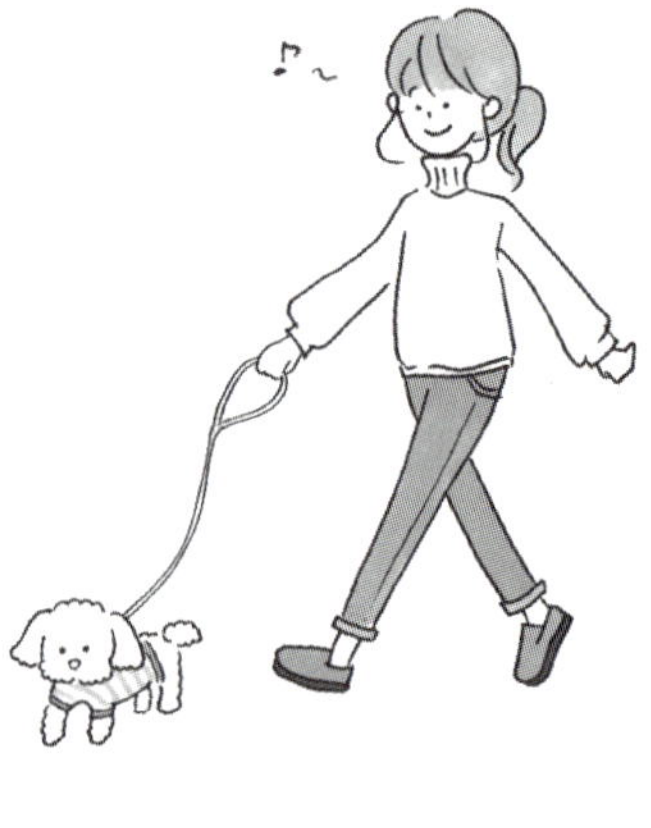

るより、基礎代謝を上げる方がダイエットには効率的なのです。

人の体には運動代謝と基礎代謝の2つの代謝があります。運動代謝は、運動をした時に消費するエネルギーのことで、基礎代謝は、何もしなくても消費される(寝ていても消費される)エネルギーのこと。通常、運動代謝が2割、基礎代謝が8割と言われています。ですから、**大部分を占める基礎代謝を上げた方が効率的に痩せやすい体になるのです。**

基礎代謝を上げるには、たんぱく質を補給して筋肉をつけ、脂肪に変わってしまう糖質を摂りすぎないようにすることです。基礎代謝が上がれば、寝ていても代謝が行われますから、痩せやすい体作りへの近道となります。

人気ダイエットジムでもたんぱく質の補給を非常に重要視しており、**基礎代謝を上げることがダイエット成功の鍵**と言えます。

7 綺麗に贅肉が落ちる

頑張って食事制限をして体重を落としたのに、「痩せたというよりやつれた」と言われた経験はないでしょうか？　これは、とても残念なことだと思います。しかし、**「世界一おいしいダイエット」では、贅肉のみが落ちるので、綺麗に痩せられるのが特徴です。**

「はじめに」でも触れましたが、ダイエットでは健康や美容のために食事の量や種類を選ぶことが大切です。そして**ローカーボの食事法では、たんぱく質や脂質をしっかり摂ることを重要視しています。**

食事をした後、消化のために代謝量が増えることを「食事誘発性熱産生」と呼んでいます。そして熱産生は、栄養素によって異なることがわかっています。消費が一番大きいのはたんぱく質です。

つまり、**たんぱく質を摂ると消化でエネルギーが消費されるだけでなく、筋肉が作られて基礎代謝も上がるため、痩せやすい体作りができるのです。**焼肉を食べてもダイエットができるのは、この理論に基づきます。したがって、痩せたい人ほど、たんぱく質をしっかり摂るようにしてください。

油も余分な脂肪の燃焼を手伝ってくれる強い味方です。**特にココナッツオイルなどに含まれる中鎖脂肪酸は、胃で消化されたあと、肝臓で素早く分解されてエネルギー源に変わるため、体に蓄積しづらい脂質ともいえます。**

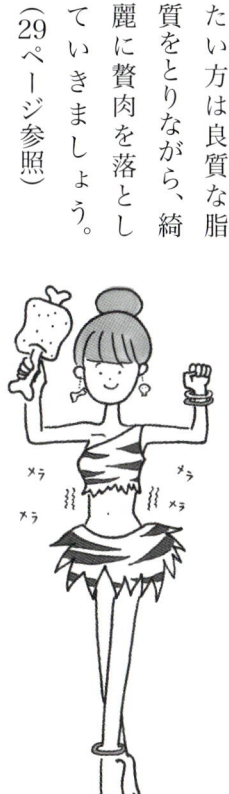

良質な油は脂肪には蓄積されず代謝アップを助けますから、痩せたい方は良質な脂質をとりながら、綺麗に贅肉を落としていきましょう。（29ページ参照）

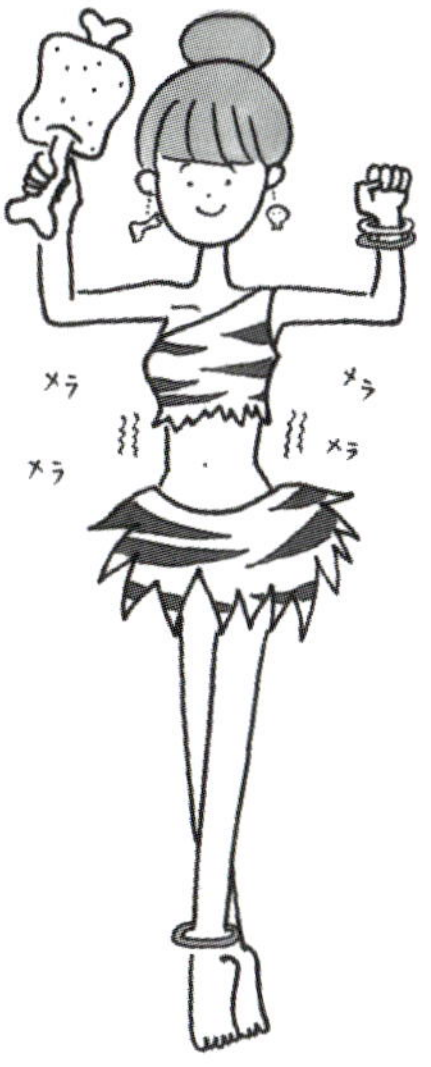

贅肉を落として綺麗に痩せる

消化のために増える代謝率

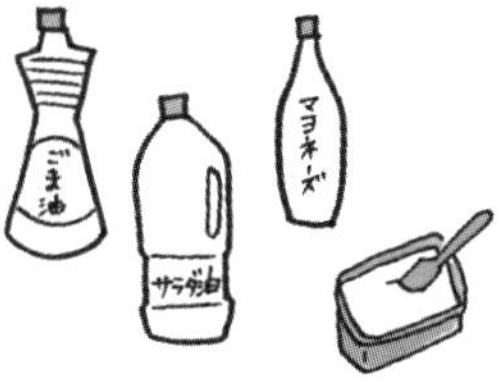

脂質：約4%

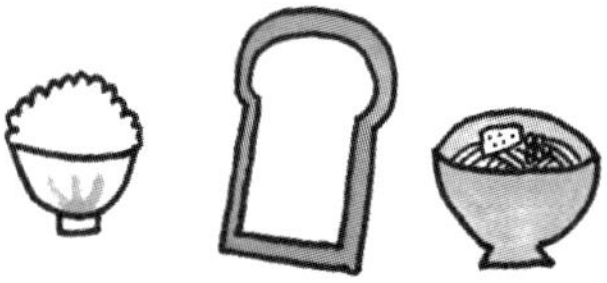

糖質：約6%

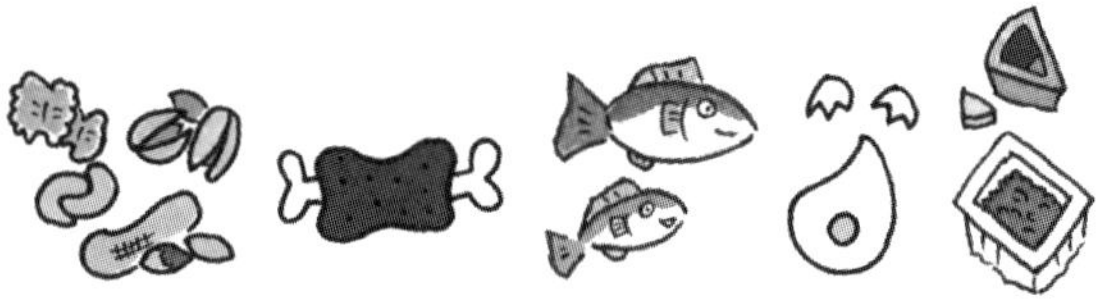

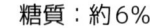

たんぱく質：約30%

痩せやすい体づくりのためには、たんぱく質は欠かせない栄養素になります。

体に蓄積しづらい中鎖脂肪酸

バターや牛脂、ラードなどの長鎖脂肪酸と比較すると、吸収スピードは約４倍、代謝スピードは約10倍。

8 美肌がつくられる

ダイエットをしたことで、肌はカサカサ、ツヤもなくなり、くすんでしまったという経験はありませんか？　それは、栄養不足が原因です。

私は生まれつきのアトピー性皮膚炎でしたが、ローカーボを実践してからは、「本当にアトピーだったの？」と言われるほどに変化しました。毎年悩まされていた花粉症の症状もだいぶ治まっています。

これは**ローカーボにより、腸内環境が改善されたからだと思います。肌は内臓を映し出す鏡であり、食べ物の影響は大きいと言われています。**

現在、私は化粧水や美容液も使っておらず、保湿は薬局で売られている白色ワセリンのみ。ローカーボに変えてからスキンケアがとてもシンプルになりました。

どんなに高級な化粧品を使っていても、食事に気を使わないと効果は半減してしまいます。食事に気をつけて、美しい肌を保ちましょう。

キーワードは、腸内環境です。

腸内環境を綺麗にすることは、肌を綺麗にする近道といえます。そのためには、腸を汚さないものを食べることが重要なのです。

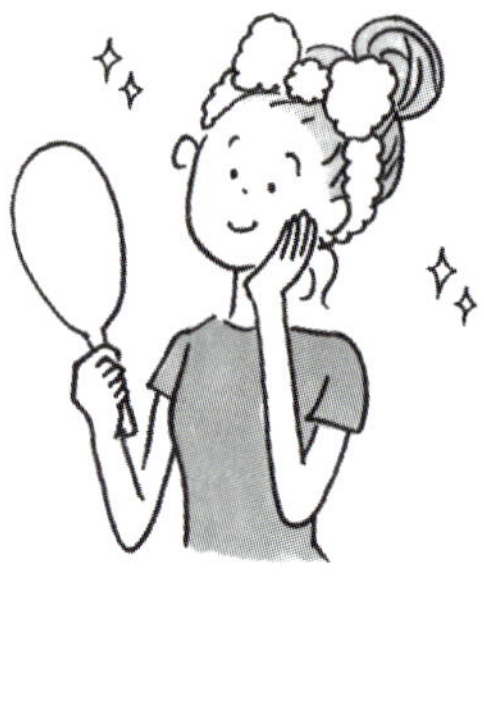

腸を汚す食べ物は、白砂糖やトランス脂肪酸を多く含む物が挙げられます。特に、トランス脂肪酸は過剰に摂取すると心臓病のリスクを高めるなど、健康への悪影響も懸念されています。トランス脂肪酸を含む加工食品を選ばないことは、美肌や健康の鍵となっています。

注意したい腸を汚す食べ物！

白砂糖

腸内細菌である悪玉菌を異常に増やしてしまいます。また、消化の過程でビタミンを大量に消費するため、美肌の大敵です。

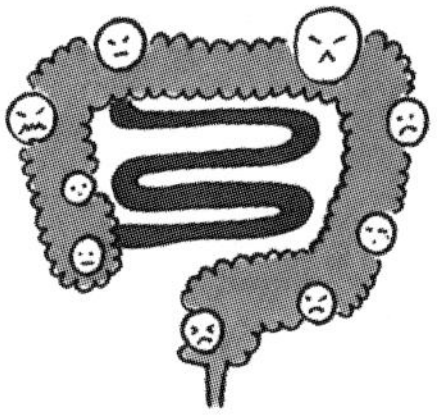

トランス脂肪酸を多く含む食べ物

マーガリン、ポップコーン、クロワッサン、パイ、ドーナツ、ビスケットなど

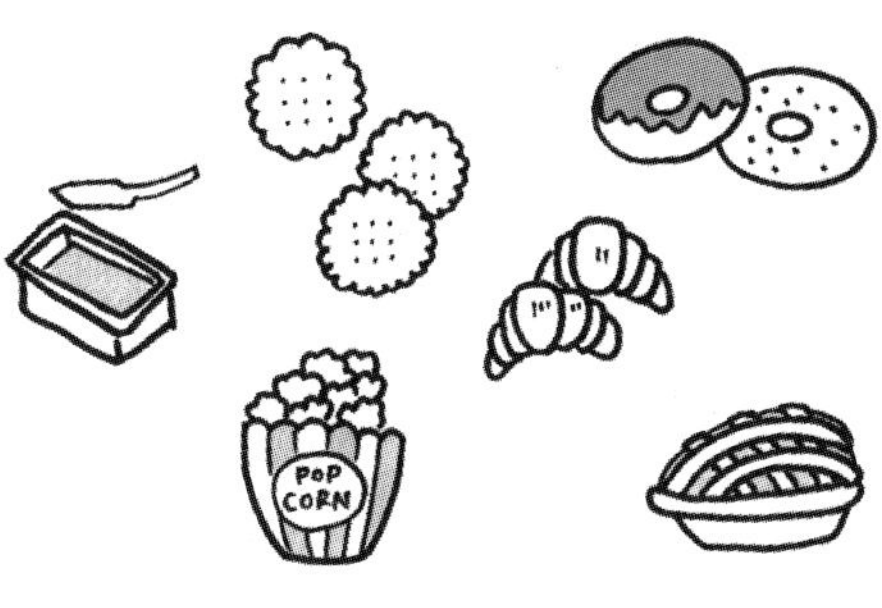

9 食後に眠くなりにくい

ランチを食べたあと、勤務中にも関わらず「眠い……」と感じた経験はないでしょうか？　もしかしたら、「普通のこと」と感じている方もいるかもしれません。

しかし**ローカーボには、食後に眠くなりにくいというメリットがあります。**午後は眠くなるのが当たりまえと考えている方にとっては、画期的な食事法かもしれません。

私も、ローカーボを始める前までは「午後は眠くて当たりまえ」

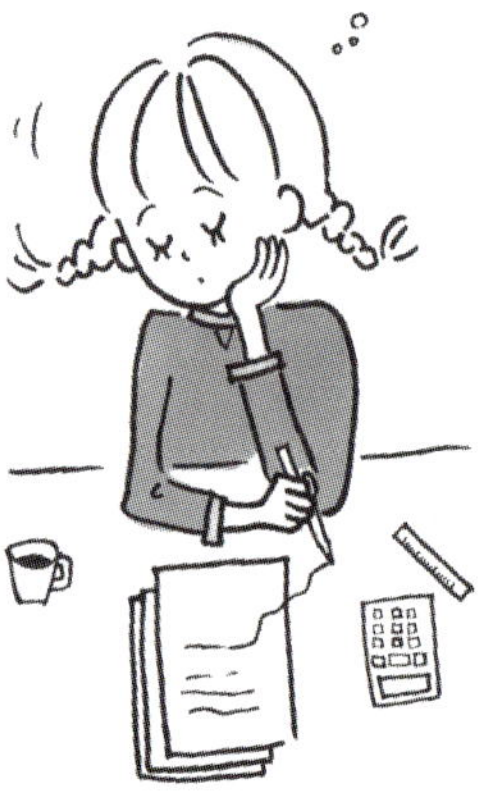

でしたが、ローカーボを始めて一番に実感したことは、「食後に眠くならない！」でした。

昔は、食事をすると消化の過程で脳の血流が胃に流れるため、頭が働きにくくなると思われていましたが、実際はホルモンが影響していたのです。

私たちが起きていられるのは、「ヒスタミン」と「セロトニン」というホルモンが分泌されているためです。糖質を過剰に摂取してしまうと、このホルモンが分泌されにくくなると言われています。

特にヒスタミンは、脳を活性化するという重要な役割を担っています。花粉症の薬が眠くなりやすいのは、「抗ヒスタミン剤」でヒスタミンの分泌が悪くなるためです。

眠気を誘発する糖質を減らし、たんぱく質をしっかり摂ることが、能率的に仕事をこなして生産性を上げるコツなのです。

脳を活性化して食後もすっきり

セロトニンを増やす食べ物

ナッツ類や肉、魚、卵などのたんぱく質

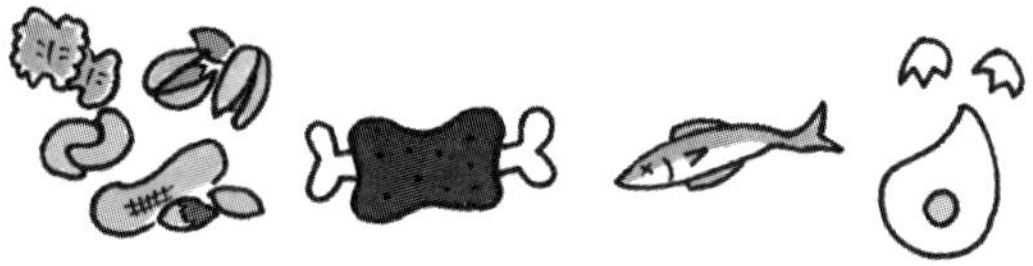

セロトニンの効果

脳内の神経伝達物質の1つで、正しく分泌されていると、落ち着きや心地よさ、満足感を感じることができます。逆に不足すると、精神のバランスが崩れてしまい、イライラやモヤモヤ、気持ちが落ち込みやすくなったり、暴力的になったり、うつ病を引き起こしてしまう危険もあります。

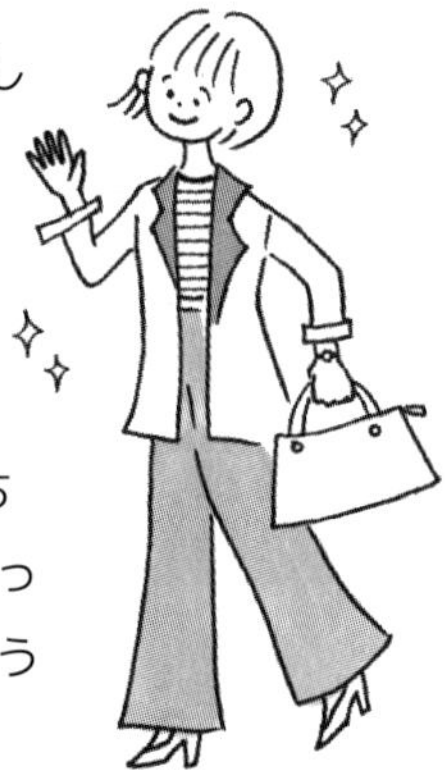

10 風邪にかかりにくくなる

風邪を引きやすい方とそうでない方がいらっしゃいますが、私は昔から引きやすい人間でした。それも一度かかると2週間くらいは長引いていたのですが、その頃の私の平熱は35度台だったと思います。

しかし**ローカーボの食事法に変えたことで、35度台だった体温が36度台後半にまで上昇しました。体温が上がると血流がよくなり、免疫力もアップします。**体温が1度上がるだけで、免疫力は30％上がるという説もあるくらいです。

血液は、私たちの体を構成する約37兆個もの細胞に栄養と酸素を送り届け、代わりに老廃物を持ち帰る働きをしています。体温が低いと血流が悪くなり、免疫力も低下しますので、体内に異物を発見しても、素早く駆除してくれる白血球を集めにくくなり、ウイルスや細菌に負けて、発病しやすくなってしまうのです。

低体温の原因の9割は、筋肉量の低下といわれています。現代人は、日常生活においても、乗り物や家電の発達によって運動量が低下していますので、意識的に筋肉量を増やすことが、体温を上げるうえで鍵となります。

そこで、筋肉を増やすためには、お肉やお魚、卵などの動物性たんぱく質をしっかり摂ることが重要ですが、筋肉の70％は下半身に集中しているため、スクワットで鍛えることもおすすめです。

たんぱく質や良質な脂質をしっかり摂る。そしてストレスをためない工夫が、風邪を引きにくくするコツなのです。

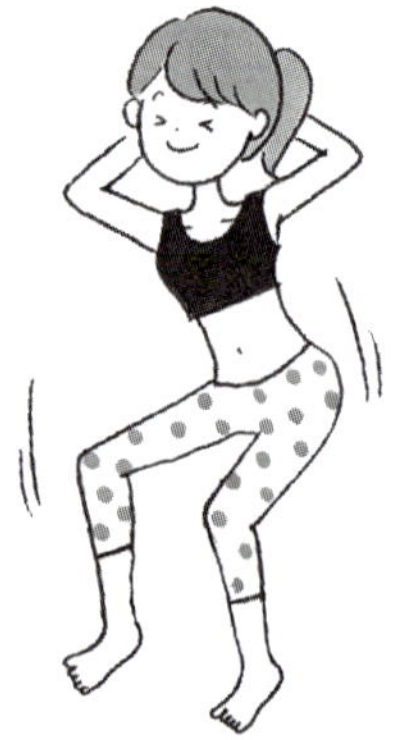

11 メンタルが安定する

気持ちが落ち込んだり、イライラしたりなど、メンタルは食事に大きく左右されます。ローカーボを始める前の私は、食に対して「手軽さ」を優先していました。会社勤めをしているときは、昼はラーメンなどの炭水化物単体、夜はお菓子などの簡単につまめるものばかりを食べていました。その時は、イライラしやすく、落ち込みやすく、メンタルが不安定な状態が続きやすかったと思います。

実は、ローカーボは血糖値が安定しやすい食事法のため、ダイエットだけではなく、メンタルが安定しやすくなるという特徴があります。

血糖値は、血液中に含まれるブドウ糖の濃度のことですが、メンタルは血糖値にとても左右され、血糖値が急激に高くなったり低くなったりすると、イライラや落ち込み、さらには「うつ」の症状がでるといわれています。

ローカーボはたんぱく質を多く摂る食事法のため、メンタルを安定させる必須ホルモンであるセロトニンの分泌を助けます。

日々おだやかに過ごすためにも、ローカーボで糖質を抑え、たんぱく質や脂質はしっかり摂るように心がけましょう。

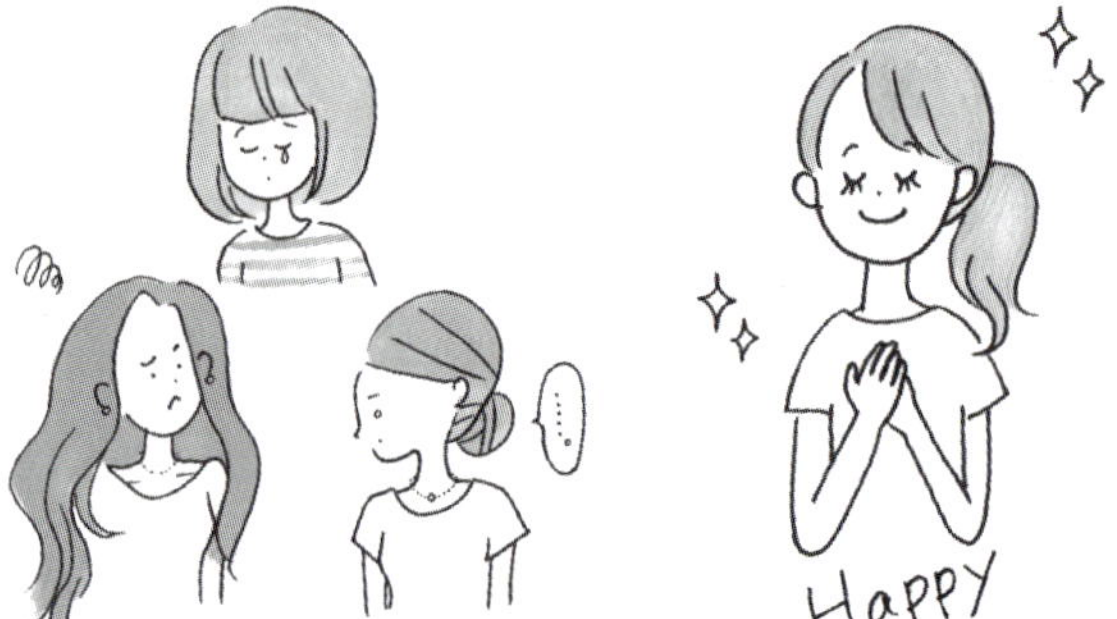

12 パフォーマンスが上がる

もっと、パフォーマンスを上げたいと思うことはありませんか？うれしいことに、ローカーボでパフォーマンスも上がります。

車で例えるならローカーボの食事法は「ハイブリッドカー」です。少ない燃費でよく走ります。逆に糖質の多い食事を続けていると体は「燃費の悪い車」になってしまいます。ガソリンである糖質は、燃料切れになりやすいのです。

以前の私は虚弱体質でしたが、食事を変えてからは明らかにパフォーマンスが上がりました。病気や体調不良で悩むことが少なくなり、メンタルもみるみる安定。土日に布団の中でダラダラ過ごす時間もほとんどなくなり、何より活動量がとても増えました。

私たちの活動には、ATPという栄養と酸素を混ぜることでできる活動エネルギーが必要です。

ATPは、糖質や脂質を元に体の中で作られますが、糖質と脂質では作られるATPの量が違うのです。

糖質の場合、1分子のブドウ糖からATPは2個（無酸素の場合）しか作られないのに対し、脂質の場合は、1分子の脂肪酸から129個のATPが作られると言われています。

そして、ATPがたくさん体にあると元気に、少ないとエネルギー不足になります。エネルギーが不足すると、体は自然と不足分を補おうとするため、糖質を摂り過ぎてしまうというわけです。

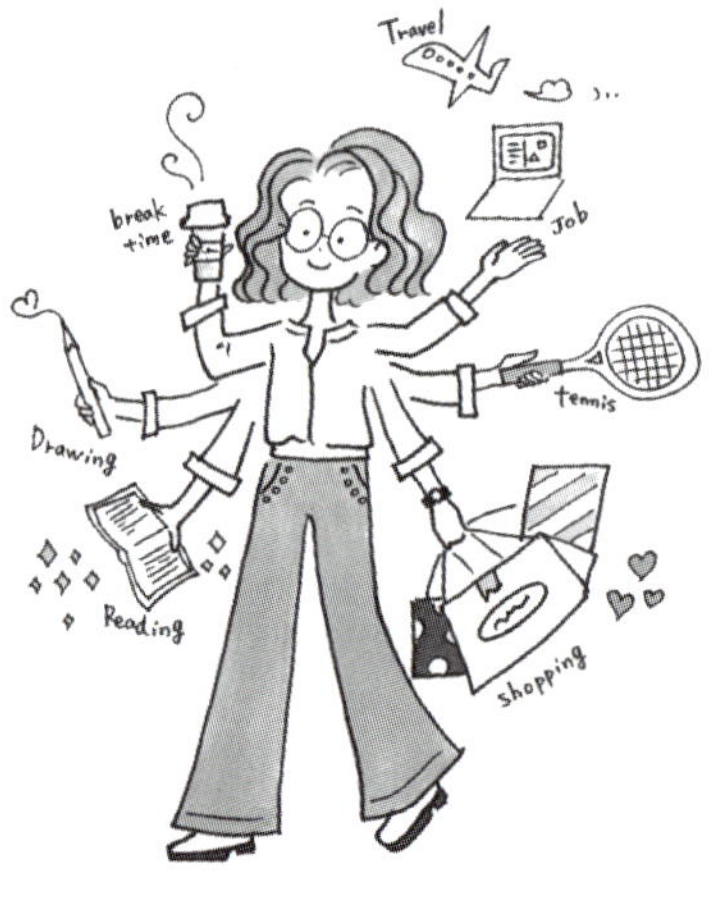

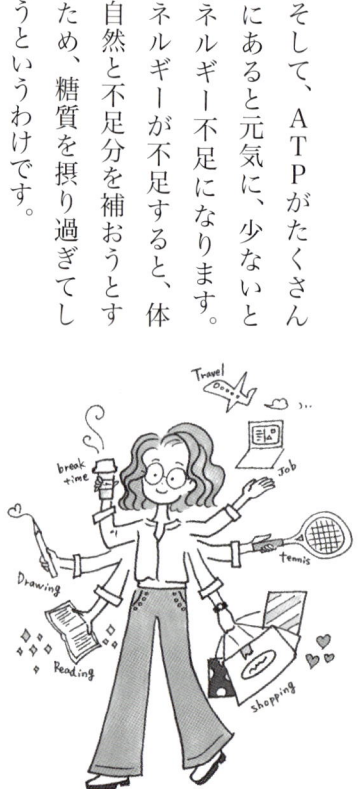

ATPをたくさん増やす飲み物

バターコーヒー

元気になれるＡＴＰをたくさん作り出してくれる飲み物が、最近話題のバターコーヒーです。

名前からも想像できるように、バターの脂質が豊富に含まれています。バターコーヒーはダイエットや集中力アップにおすすめで、パフォーマンスを上げる最高の飲み物です。

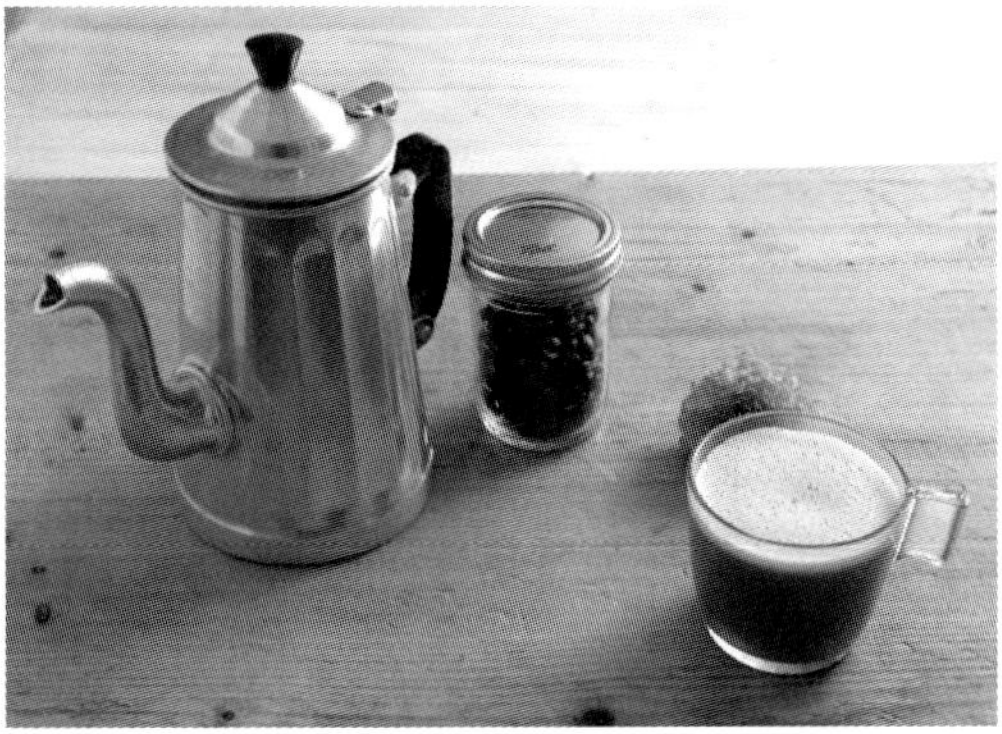

バターコーヒーの作り方は、90 ページ参照

13 女性と男性の違い

一般的に男性と女性では、体質や体型、痩せ方まで違います。

男性は中性脂肪がつきやすい反面、筋肉もつきやすいため、痩せやすい体質といえます。また、中性脂肪が燃えやすいという特徴があり同じ運動量でも女性より男性の方が痩せやすいのはこのためです。

コツさえつかめば居酒屋に行きながらダイエットすることも可能だと前にも述べましたが、締めのラーメンが止められないという方が多くいらっしゃいます。

お酒を飲んだ後、あまりお腹が空いていないはずなのに、なぜかラーメンが食べたくなるのには理由があります。糖質の多いお酒を

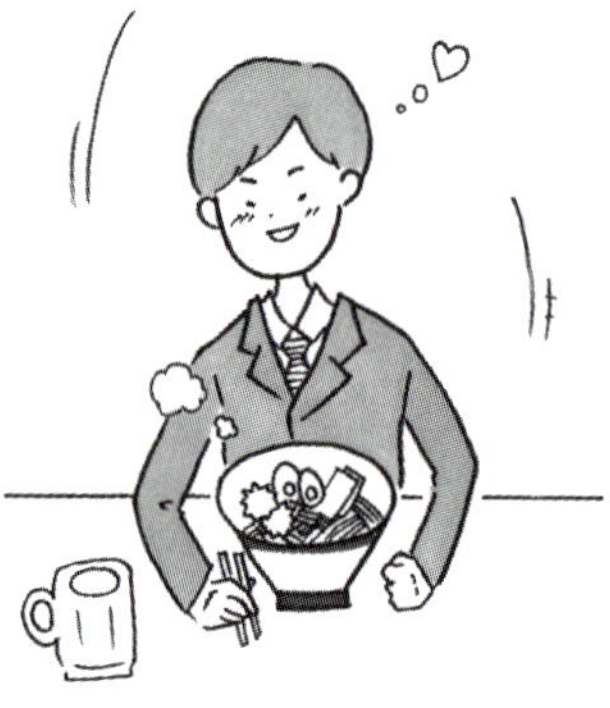

たくさん飲むと、血糖値が急上昇します。急上昇したものは急降下しますので、血糖値が下がったときに脳はお腹がすいたと勘違いしてしまうのです。結果、手っ取り早く血糖値を上げてくれるラーメンを食べてしまうというわけです。

居酒屋に行くときは糖質の高い料理を控え、お酒はウイスキー（ハイボール）や焼酎などの蒸留酒をチョイスするようにしてください。（32ページ参照）

またラーメンも、糖質オフの麺が非常に増えてきています。たまに食べる分には良いのですが、いくら糖質オフでも毎日のように食べればメタボまっしぐらになりますので、普段の食事やお酒のチョイスには気をつけるようにしてください。

男性の場合、痩せると女性から声をかけられる機会が増えるそうです。これは、痩せた理由を女性が知りたいと思うからです。ローカーボで筋肉を落とさずダイエットを成功させ、是非とも「ローカーボ」

を女性と話すきっかけにしてください！

逆に女性は、筋肉がつきにくく、皮下脂肪がつきやすいので痩せにくい体質と言われています。しっかりと栄養素を摂るようにこころがけ、太りにくい体質へと変化させましょう。

栄養素が不足していると、手っ取り早くエネルギーに変わる糖質を摂ってしまいがちですが、チョコレートやアメなどをちょこちょこつまむことで血糖値が急上昇し、急降下した時にまた甘いものが食べたくなるという負のサイクルを繰り返してしまいます。

そして、この「糖質のちょこちょこ食べ」が太る一番の原因です。そのため、**甘いものをすぐに食べたくなる人は、意識してた**

んぱく質や脂質を摂るようにしてください。

また女性は、生理による鉄分不足が原因で甘いものを欲すると言われています。また、朝起きられない、疲れが取れない、肩こりがきついなどの症状は、もしかしたら鉄分不足が原因かもしれません。

意識的に鉄分補給をすることでメンタルが安定し、疲れにくい体を作ることができます。

お肉にレモンなどのビタミンCを添えると鉄分の吸収が良くなると言われています。また、滋賀県の伝統食「赤こんにゃく」のように鉄分の多い食材を食べたり、調理に鉄鍋・鉄のフライパンを使用することで、より多くの鉄分を補うことができます。是非、試してみてください。

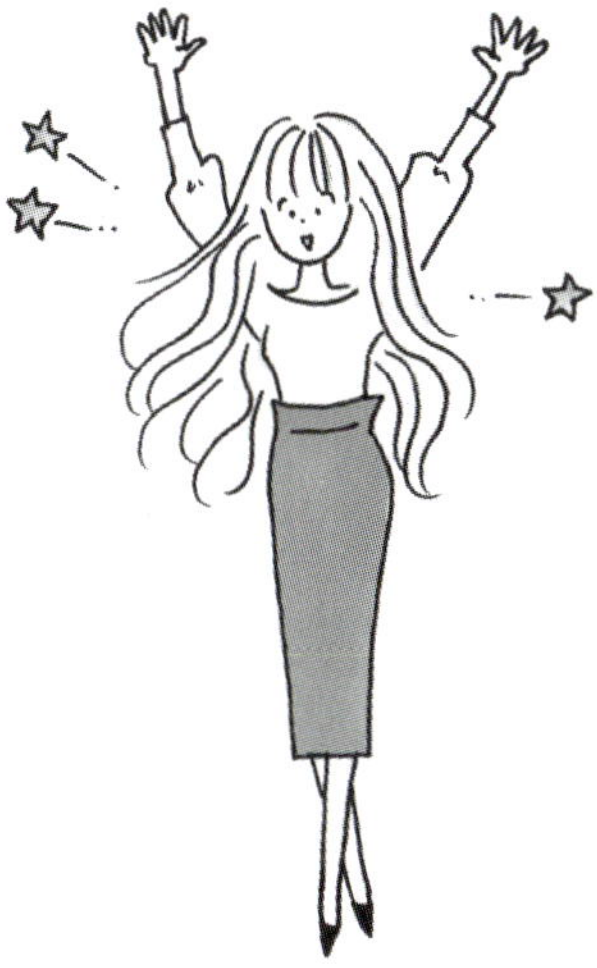

自己流で続かない人や
リバウンドをしてしまう人へ

ローカーボのポイント5

1 たんぱく質や脂質をしっかり摂る

たんぱく質には、お肉、お魚、卵、のような動物性たんぱく質と、大豆製品（豆乳、豆類、納豆、豆腐等）に含まれる植物性たんぱく質があります。

たんぱく質の栄養価を示す指標のことをアミノ酸スコアと呼びますが、動物性たんぱく質の方がアミノ酸スコアは高いと言われています。ダイエットのイメージだけで植物性たんぱく質に偏らせたローカーボをするのではなく、動物性たんぱく質もきちんと摂ることが大切です。

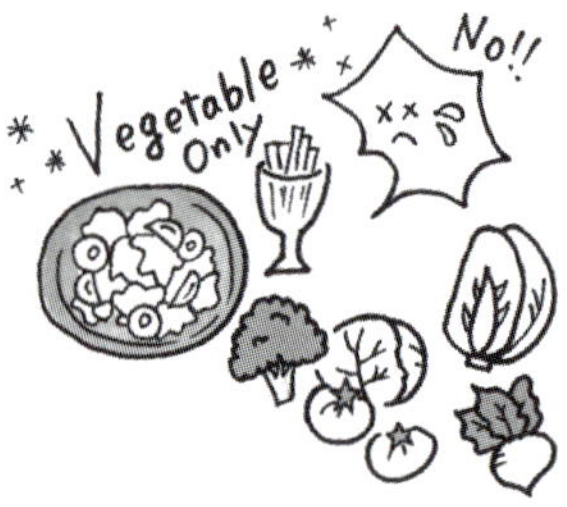

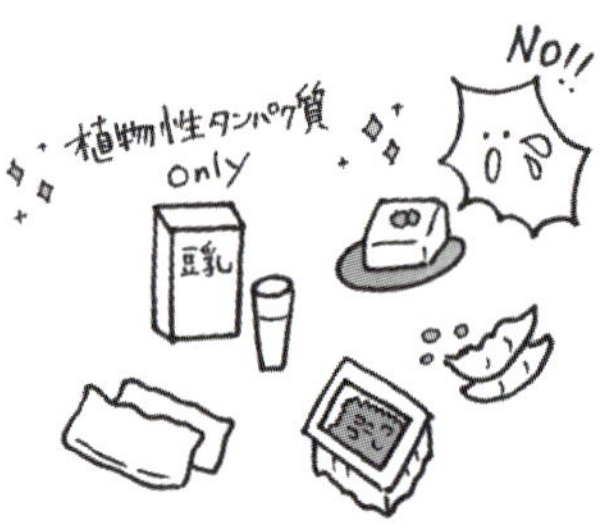

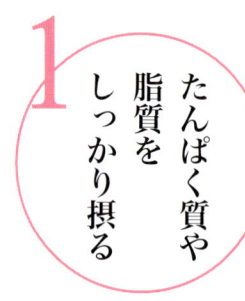

2 カロリーは特に気にしない

カロリーは特に意識しないというのがローカーボの特徴です。カロリーを気にしてお肉や油を摂らないと、基礎代謝が落ちてリバウンドしやすくなります。

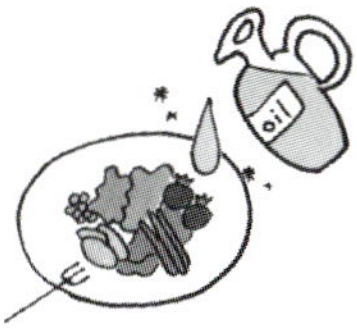

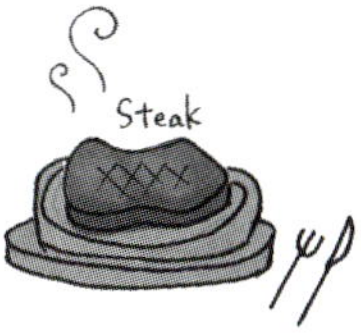

3 腸内を綺麗にする発酵食品や食物繊維も摂る

栄養を吸収する腸内を綺麗にすることは、とても重要です。日本の発酵食品（お味噌、ぬか漬け、納豆等）や海藻類、葉物の野菜がおすすめです。美肌は腸を綺麗にすることから。是非、意識してください。

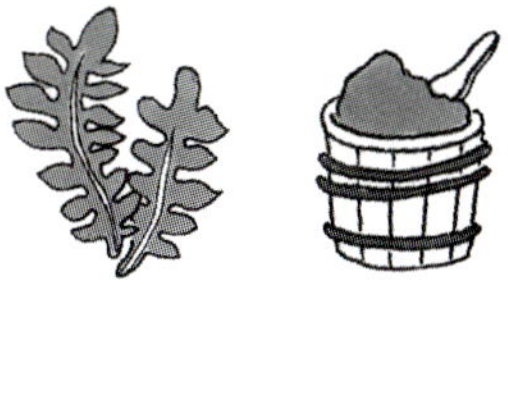

4 抗酸化を意識する

酸化が体の老化につながります。例えば、揚げ物や酸化した油を多く摂りすぎないことが大切です。野菜やナッツ類、アボカドを積極的に摂っていきましょう。

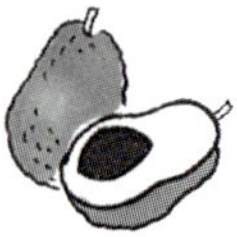

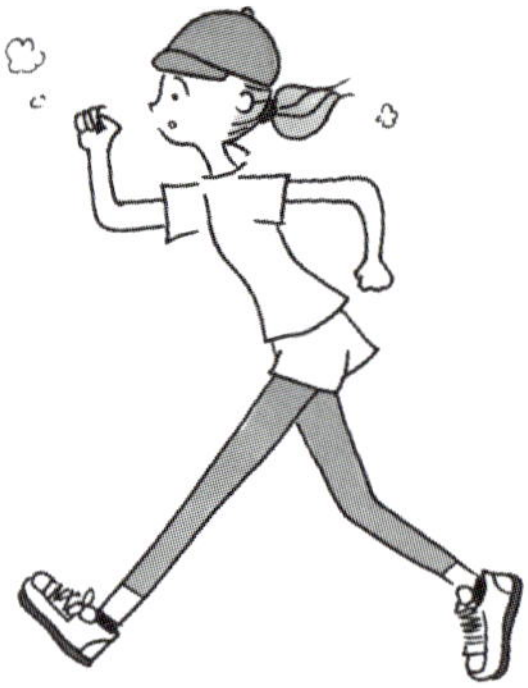

5 よく噛むことを心がける

ローカーボを実践していてもダイエットに成功しない人たちは、“よく噛まない”ことに原因があります。私たちの体は食べ物から作られるといいますが、それは言い換えると“消化しているものからできている”ということでもあります。良く噛むことで得られるメリットがあることを覚えておいてください。

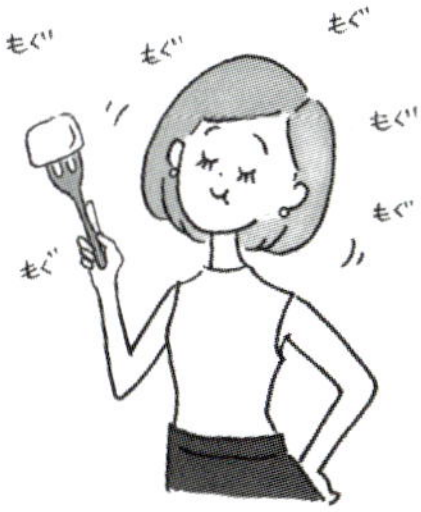

美容効果

唾液にはパチロンという若返りの成分が含まれています。このパチロンを出すには、噛むことが非常に重要になります。

また、良く噛むと満腹中枢が刺激され、食べ過ぎ防止にもなります。脳の視床下部にある満腹中枢は、食べ始めてから15～20分後に作動するため、ゆっくりよく噛んで食べることは綺麗に痩せる第一歩と言っても過言ではありません。

脳の活性化

噛むリズムが、セロトニン神経を活性化させます。セロトニンは、脳内で作られる神経伝達物質のひとつで、心のバランスを保ち、精神を安定させる作用があります。また、自律神経のバランスをととのえる働きもあります。（46ページ参照）

さらに顎の運動が筋肉の刺激となり、脳に伝わると脳の働きも活性化します。

一口で30回は噛むと良いと言われています。なるべく唾液が出るように意識することが大切です。

100ｇあたりの糖質量をチェックして
イメージに左右されない知識を身につけよう！

糖質量　七番勝負！

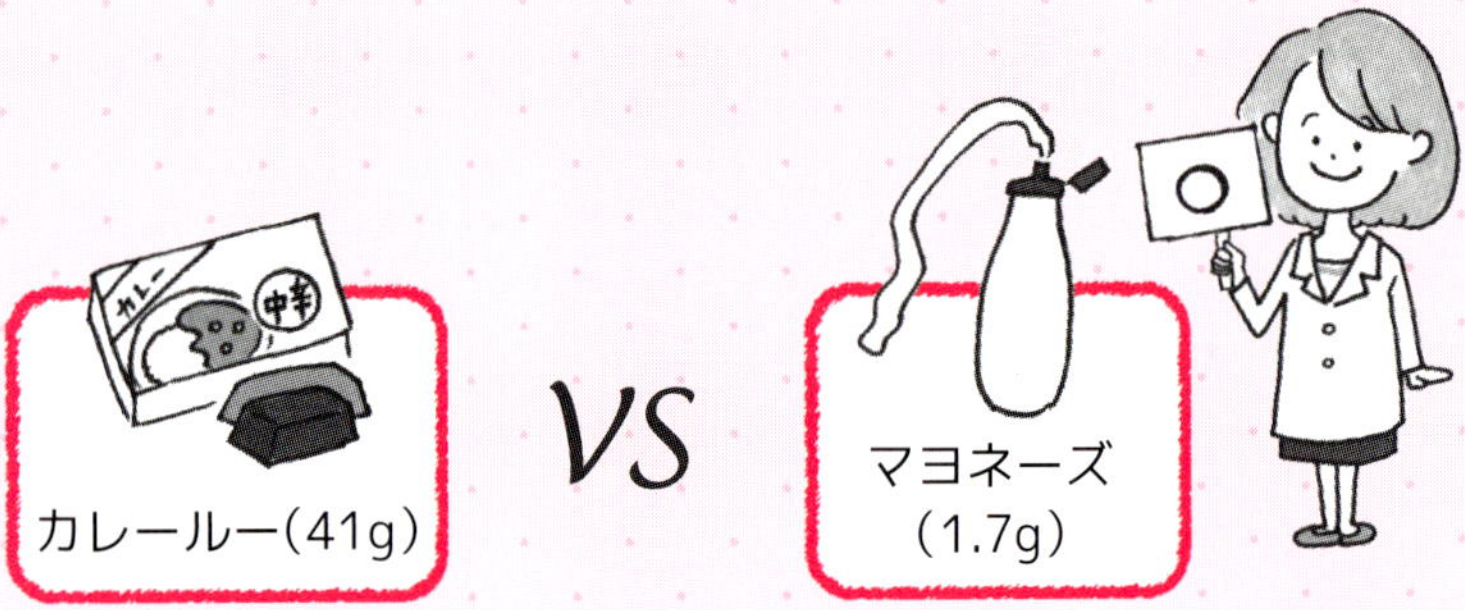

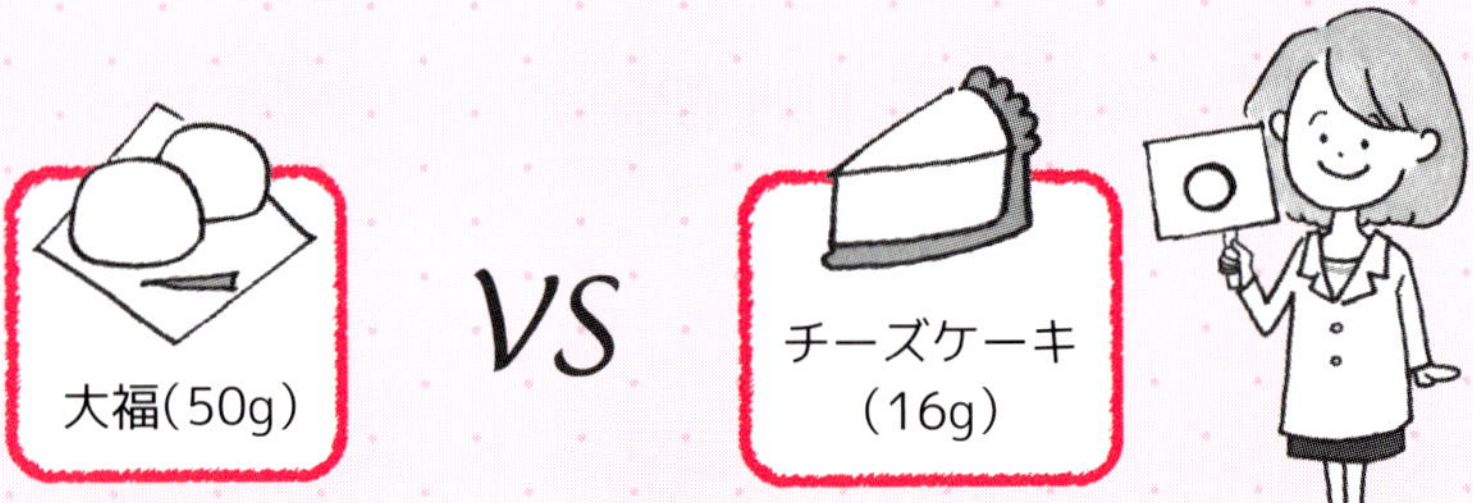

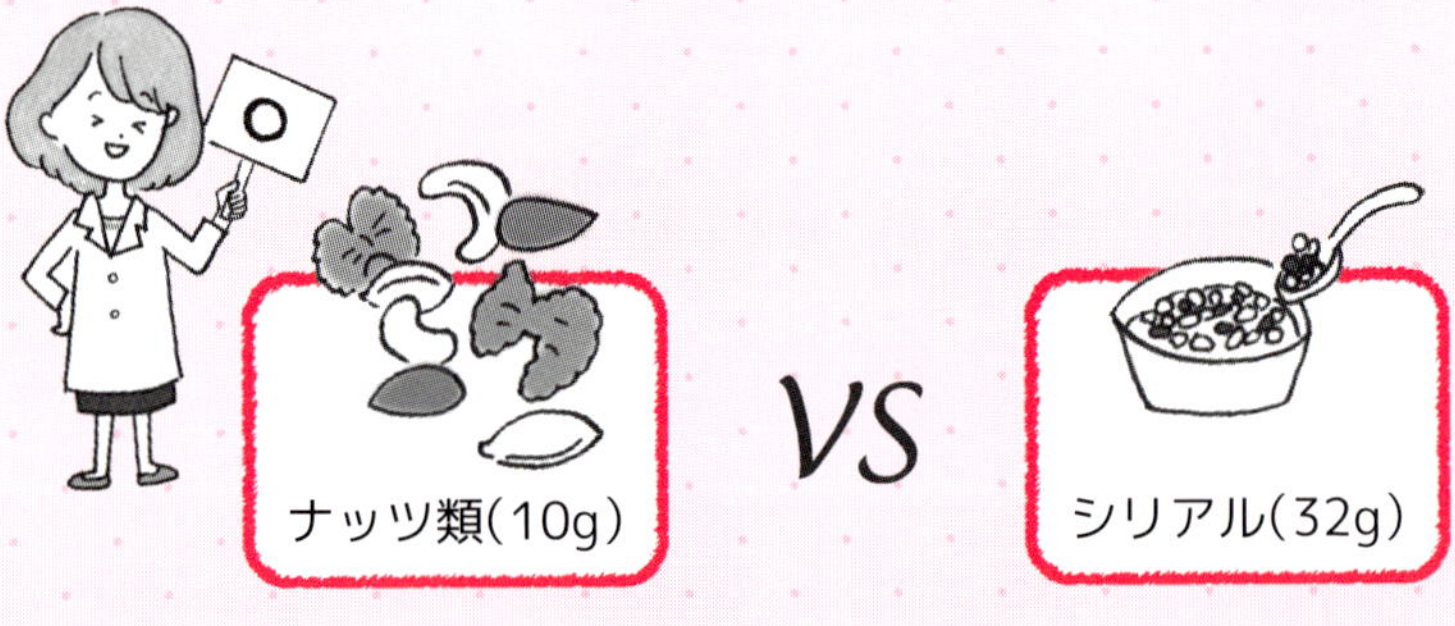

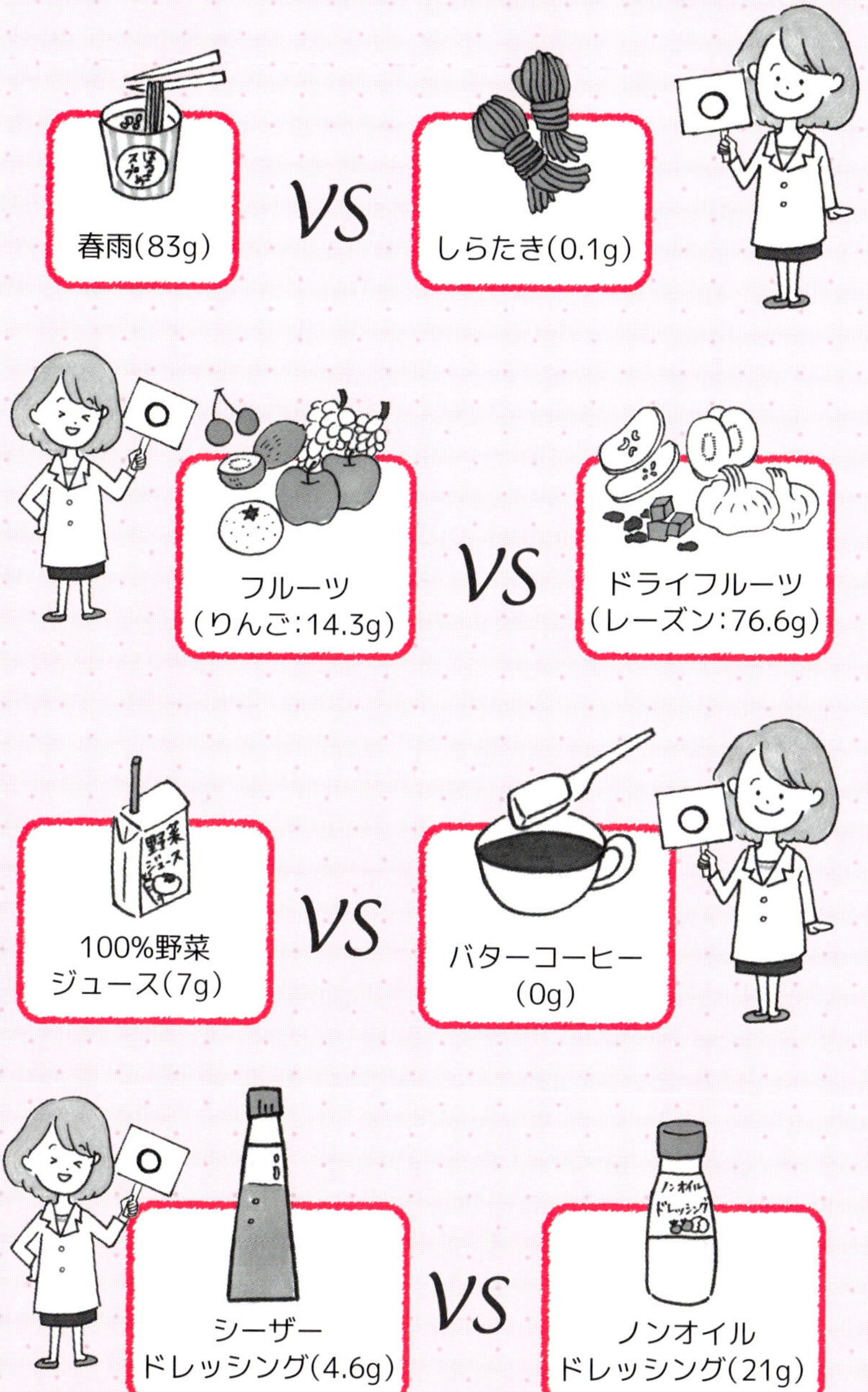
春雨(83g)
VS
しらたき(0.1g)
フルーツ
(りんご:14.3g)
VS
ドライフルーツ
(レーズン:76.6g)
野菜
ジュース
100%野菜
ジュース(7g)
VS
バターコーヒー
(0g)
シーザー
ドレッシング(4.6g)
VS
ノンオイル
ドレッシング
ノンオイル
ドレッシング(21g)

ローカーボを８年続けている、
ローカビスト (lowcarbist) です

小林 祐太さん

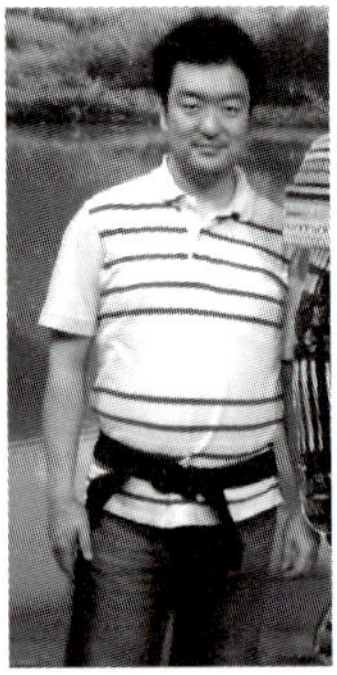

Before

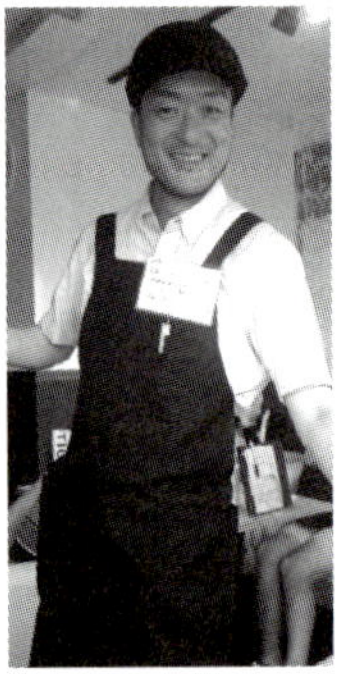

After

以前はカップ焼きそばをおかずにカレーライスを食べるハイカービストでした。そんな私がローカーボを始めて半年、運動をほとんどしなかったにも関わらず、体重が 73kg から 62kg に減っていました。現在は 67kg くらいです。

実際にやってわかったことは、ローカーボで体脂肪は落ちますが、より体をシェイプアップしたいのなら、筋肉も必要ということです。

現在の私は、ローカーボに筋トレをプラスすることで体型改善を行い、基礎代謝をアップさせています。目指すは、少しだけ糖質も摂取する「セミローカビスト」です。

また、ローカーボをもっと世の中に定着させるために、自社の食品表示に糖質量を入れていきます。何を隠そう私は食品メーカーの品質保証部に在籍しています。

ローカーボカフェの店長経験を活かし、多くの方にローカーボ食を提供できるお店を出すことも検討中です！

CHAPTER

03

自炊レシピで
おいしく
ローカーボ

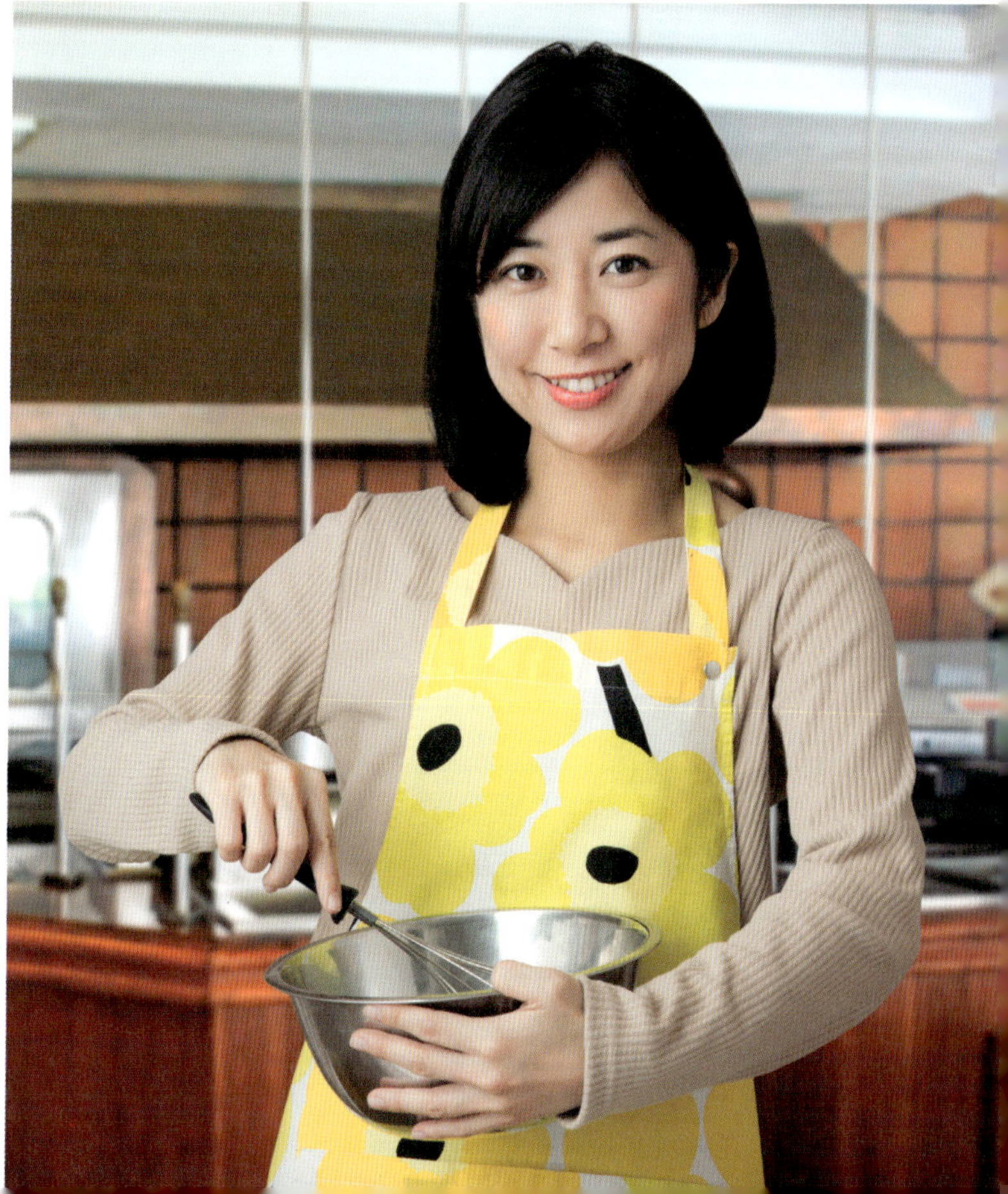

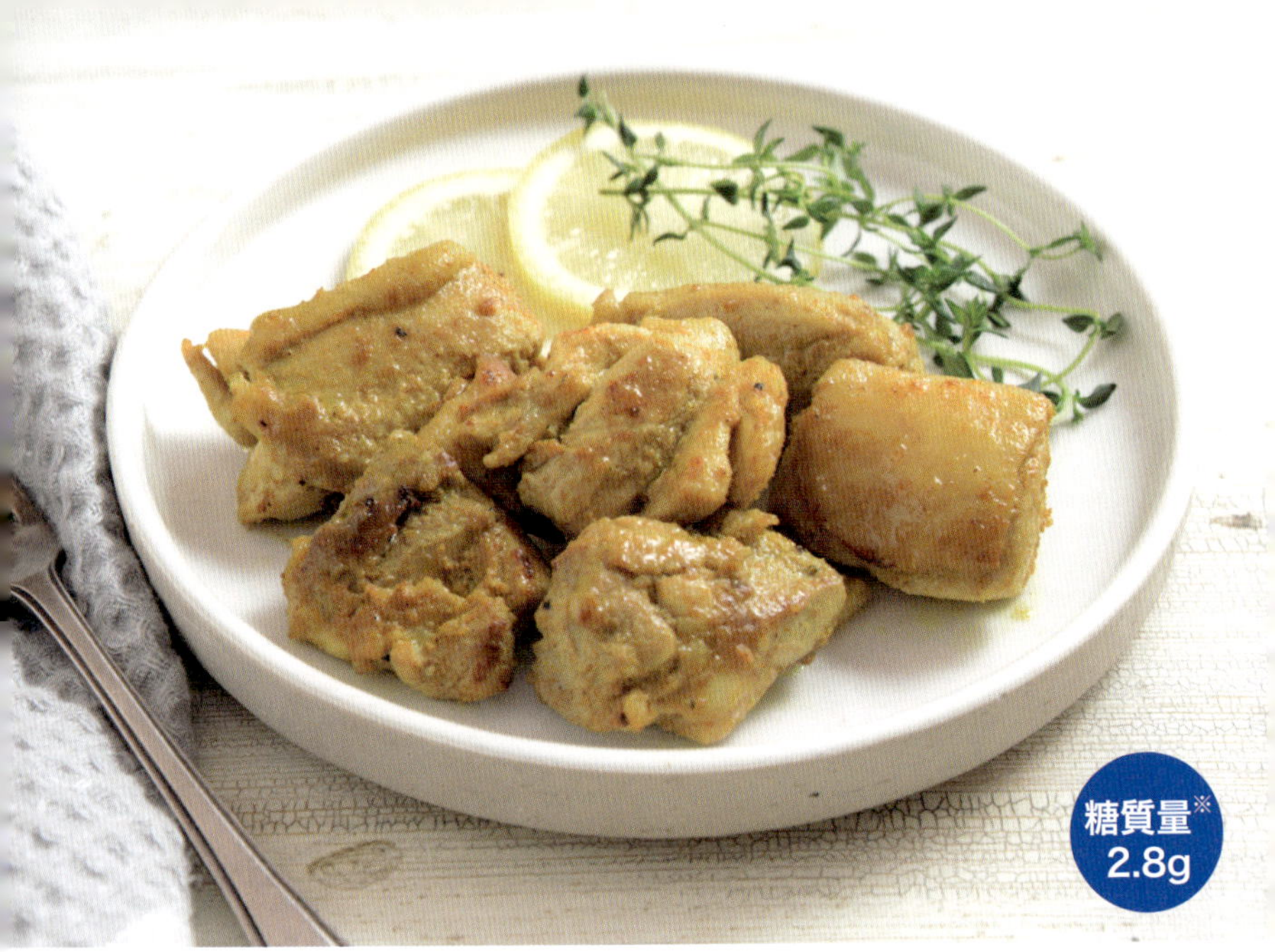

お肉レシピ

タンドリーチキン

■ 材料（２人分）

鳥もも肉…………………… ２枚
ヨーグルト…………大さじ３
カレー粉……………大さじ２
塩・こしょう …………… 少々
油 ……………………大さじ１
レモン …………………… 適宜

■ 作り方

1. 鳥肉は一口大に切る。ジップロックに鳥肉とヨーグルト、カレー粉、塩・こしょうを入れてよく揉み込み冷蔵庫で30分以上置く。
2. フライパンに油をひき、1を並べ火が通るまで中火で両面５～７分焼く。お好みでレモンなどを添える。

※１人分の糖質量になります。

お肉レシピ

豚バラ梅しそ巻き

■ 材料（２人分）

豚バラスライス 10枚
大葉 15枚
梅ペースト .... 適量
塩・こしょう .... 少々

■ 作り方

1. 豚肉を２～３枚広げ、梅ペースト、大葉を２～３枚のせ、端から丸めて塩、こしょうをふる。
2. 1を４等分に切り、串に刺す。
3. フライパンに油をひき、2をのせて両面焼く。

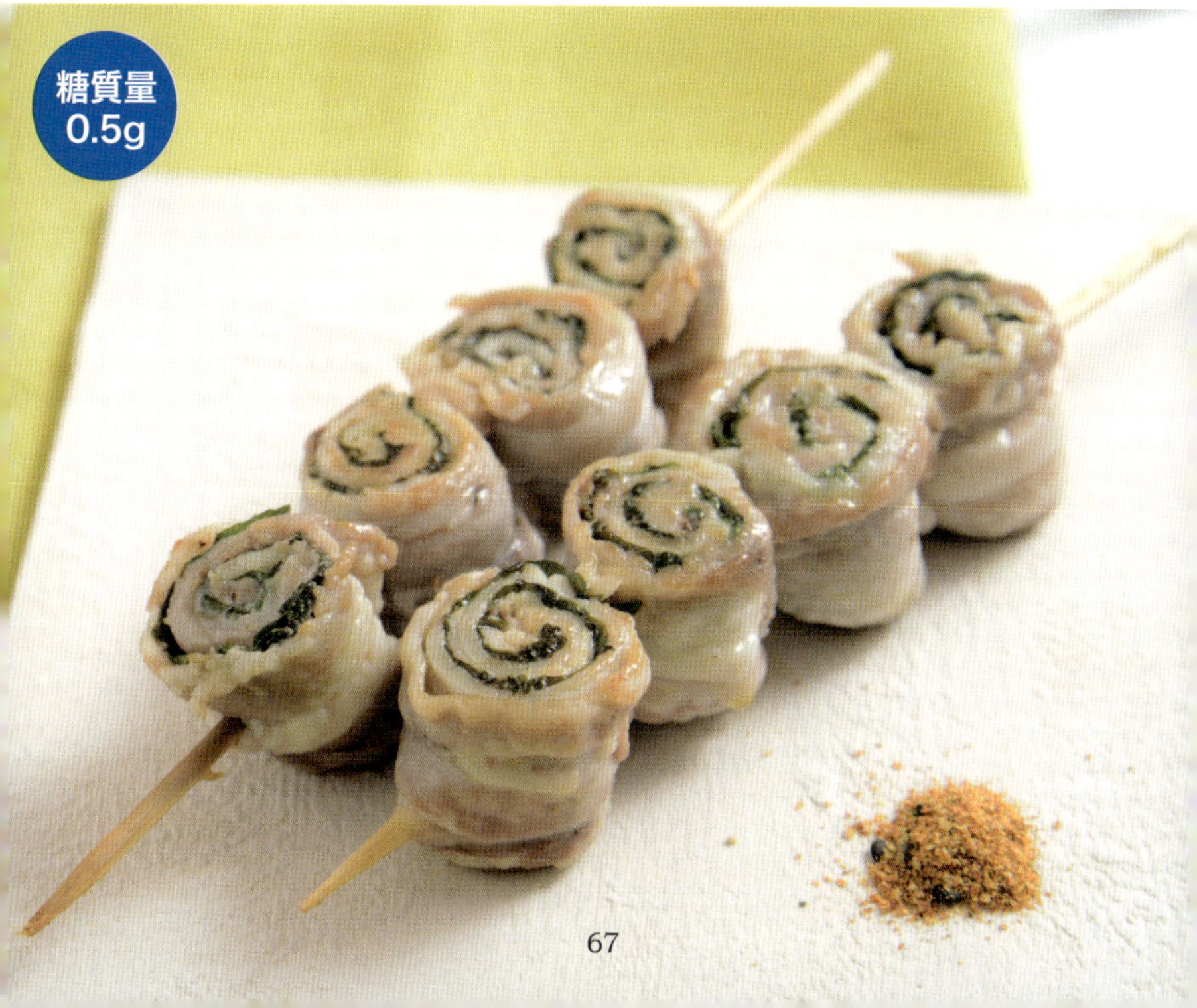

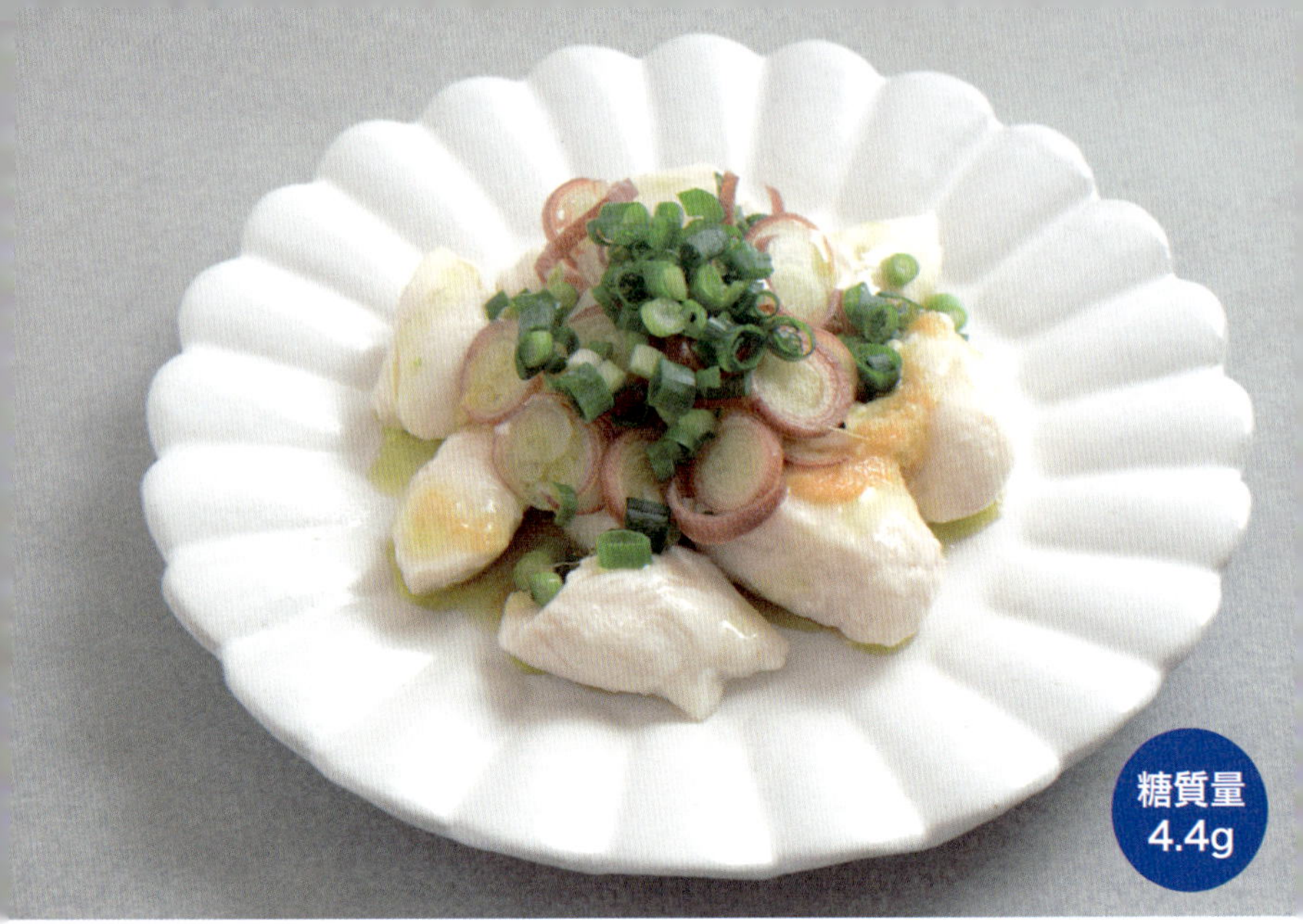

お肉レシピ

しっとりささみの薬味のせ

■ 材料（２人分）

ささみ……………………………3本
酒……………………………大さじ１
塩………………………………少々
片栗粉………………………大さじ１
みょうが…………………………２個
万能ネギ…………………………２本分

【Aの材料】

オリーブオイル……………大さじ２
ポン酢………………………大さじ１
おろし生姜…………………小さじ1/2

■ 作り方

1. みょうが、万能ネギは小口切りにする。Aは合わせておく。ささみは筋を取り、そぎ切りにして片栗粉をまぶす。
2. 鍋にお湯を沸かし、酒と塩を入れ、1をゆでる。1分たったらザルに上げ、冷水に入れる。
3. 皿にささみを並べ、みょうが、万能ネギをのせてAをかける。

お肉レシピ

ユッケ風スープ

■ 材料（2人分）

牛バラ肉……………………… 80g
もやし…………………… 1/2袋
ニラ……………………… 1/2束
にんじん………………… 1/2本
卵……………………………… 1個
にんにく…………………… 1片
ごま油………………… 大さじ1
糸唐辛子…………………… 適量
白ごま……………………… 適量

【Aの材料】

キムチなべの素………… 100cc
水………………………… 300cc

■ 作り方

1. 卵は溶いておく。にんじんは皮をむき薄切りに、ニラは5cm幅に切り、にんにくは薄切りにし、牛肉は細切りにする。
2. 鍋にごま油をひき、にんにくを炒めて香りが出たら牛肉を中火で炒め、もやし、にんじんを入れてしんなりするまで炒める。
3. 2にAを加え一煮立ちしたらニラ、溶き卵を加える。
4. 3を深い皿に盛り、糸唐辛子と白ごまをかける。

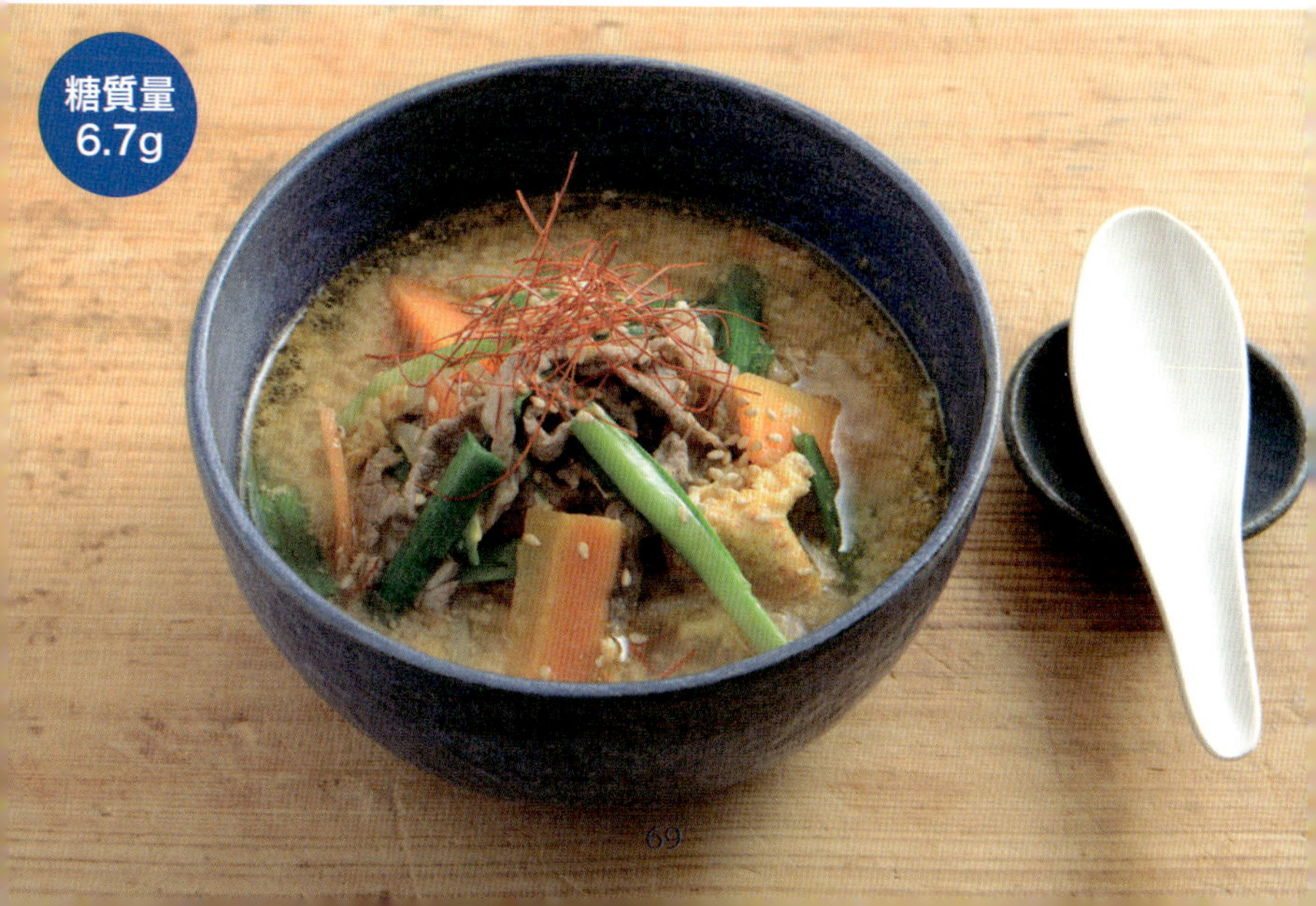

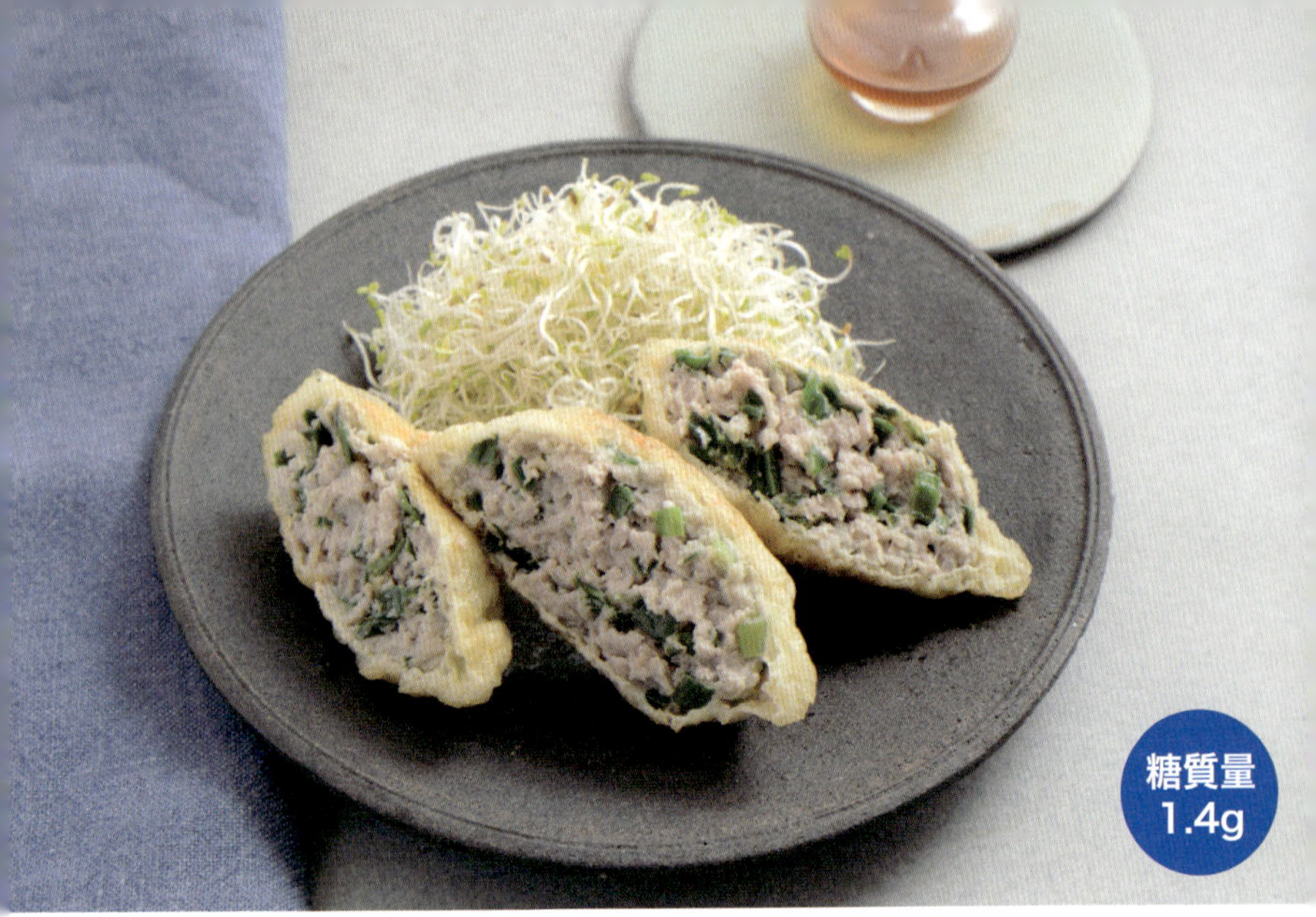

お肉レシピ

油揚げ餃子

■ 材料（2人分）

油揚げ………………………… 2枚
ニラ …………………………1/2束
ごま油…………………大さじ1
ポン酢………………………… 適量

【Aの材料】

豚ひき肉…………………… 150g
生姜すりおろし ……小さじ1
塩・こしょう ……………… 少々

■ 作り方

1. ニラはみじん切りにして、Aと混ぜ合わせる。
2. 油揚げは縦半分に切り、袋状に開き、1を4等分して詰める。
3. フライパンにごま油をひき2を並べて入れ、蓋をして弱火で5～6分焼く。焼き色がついたら上下を返し、再度5～6分焼く。
4. 3を取り出し、斜め半分に切り、皿に盛る。

お魚レシピ

カルパッチョ

■ 材料（2人分）

白身魚（刺身用）............ 100g
ベビーリーフ .... 適量
ミニトマト.................... 適量
ピンクペッパー .... 適宜

【Aの材料】

醤油 大さじ1
オリーブオイル 大さじ2
レモン汁................. 小さじ1
塩・こしょう .... 少々

■ 作り方

1. 白身魚は薄くスライスして塩をふる。ミニトマトは4等分に切る。Aは合わせておく。
2. 皿に白身魚を並べ、ミニトマト、ベビーリーフ、ピンクペッパーをのせ、Aをかける。

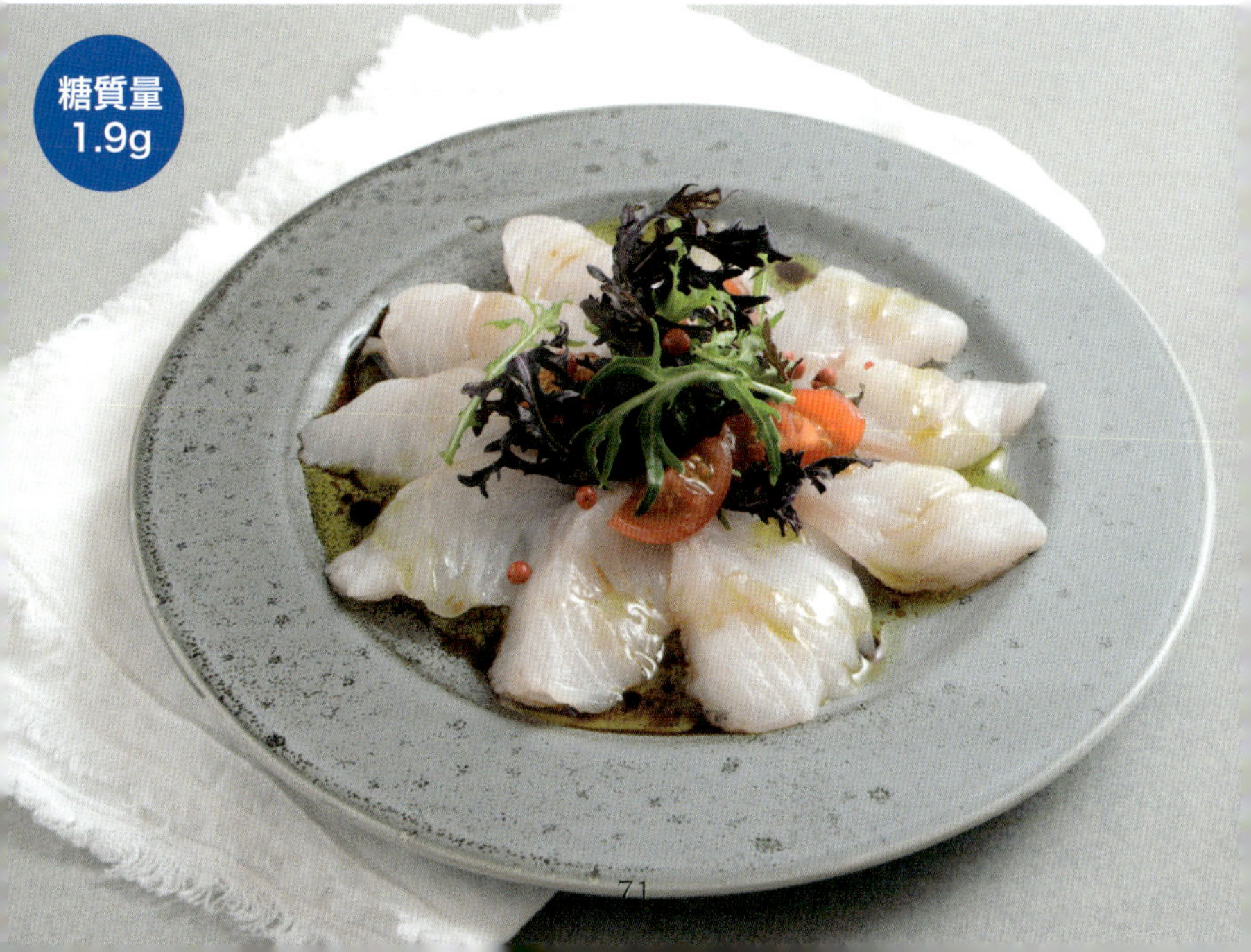

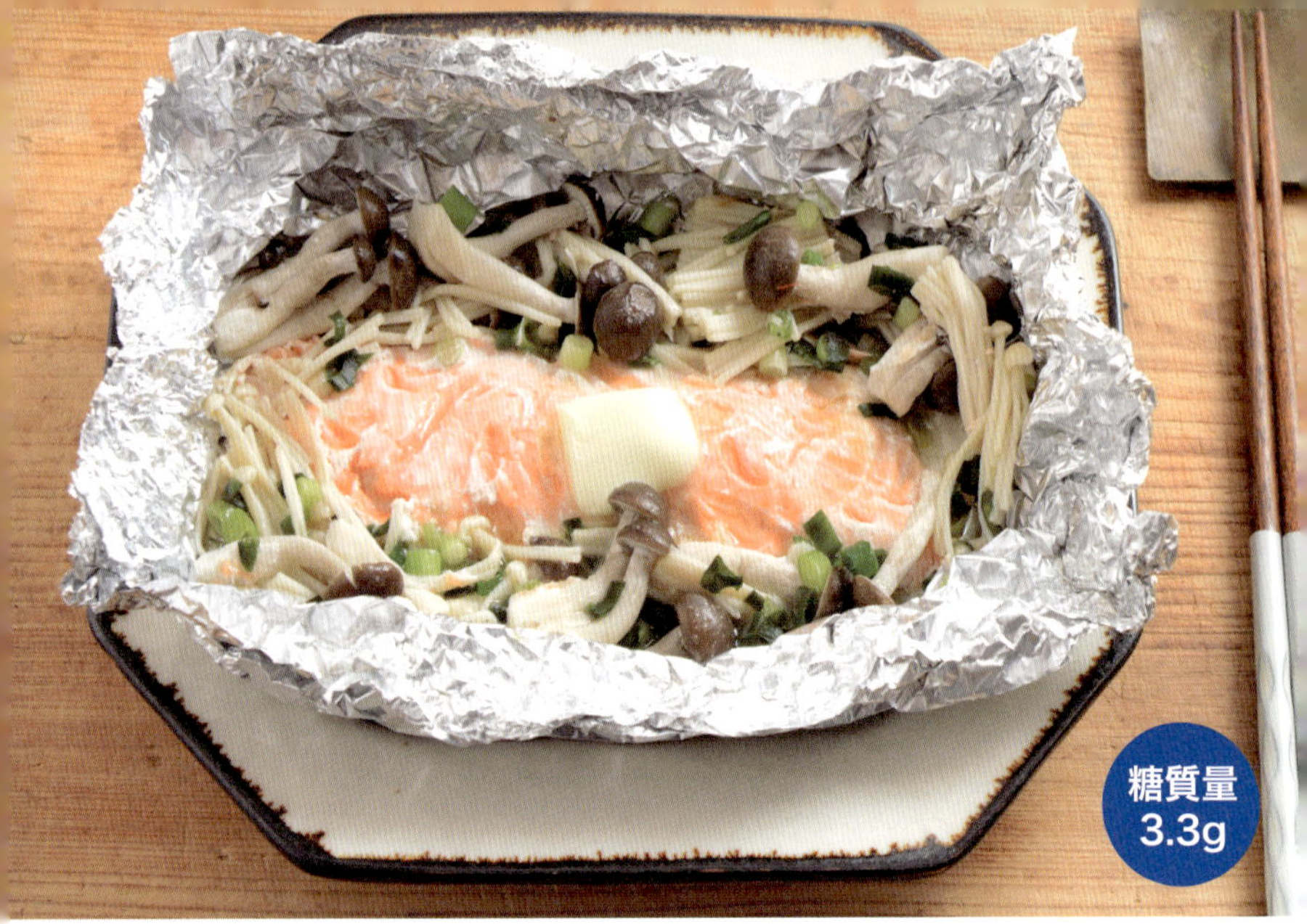

お魚レシピ

サケのホイル焼き

■ 材料（２人分）

生鮭 ２切
えのき .... 1/3 束（約 70g）
しめじ .... 1/3 束（約 70g）
バター 20g
小ネギ .... 少々
ポン酢 大さじ２

■ 作り方

1. えのき、しめじは石づきを取りほぐしておく。小ネギは小口切りにする。生鮭は塩（レシピ外）をふっておく。
2. アルミホイルに生鮭の皮を下にしておく。上にえのき、しめじ、バターをのせてキャンディ状に封をする。
3. フライパンに２をのせ、蓋をして中火で３～４分、その後、弱火で５～６分焼く。
4. ３を皿にのせ、小ネギとポン酢をかける。

お魚レシピ

しらたきのタイ風焼きそば

■ 材料（2人分）

しらたき……………………200g
えび……………………………4尾
ニラ…………………………1/2束
もやし…………………………1袋
にんにく………………………1片
ごま油……………………大さじ1
塩……………………………適量
レモン………………………1/2個
輪切り唐辛子………………適量

【Aの材料】

ナンプラー………………大さじ1
オイスターソース………大さじ1
ラカントS…………………大さじ1

■ 作り方

1. しらたきは、2～3分茹でて水気を切る。えびは殻をむき背ワタをとっておく。ニラは4cmの長さに切る。
2. フライパンにごま油を入れ、しらたきとえびを入れて強火で炒める。Aを加えて、もやしとニラも加えて炒める。味をみて塩味が足りなければ塩を加える。
3. 2を皿に盛り、くし型に切ったレモンを添え、唐辛子を散らす。

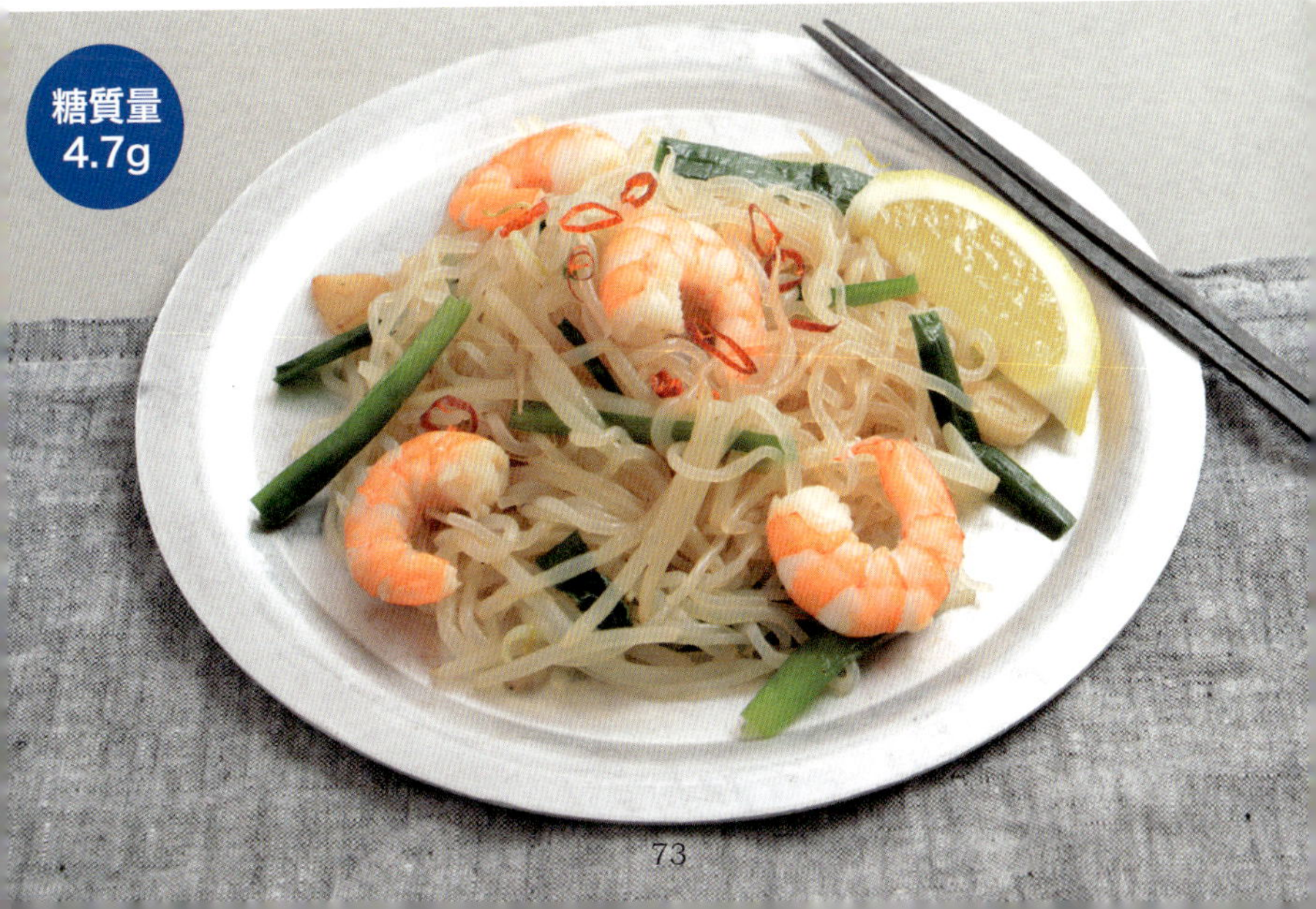

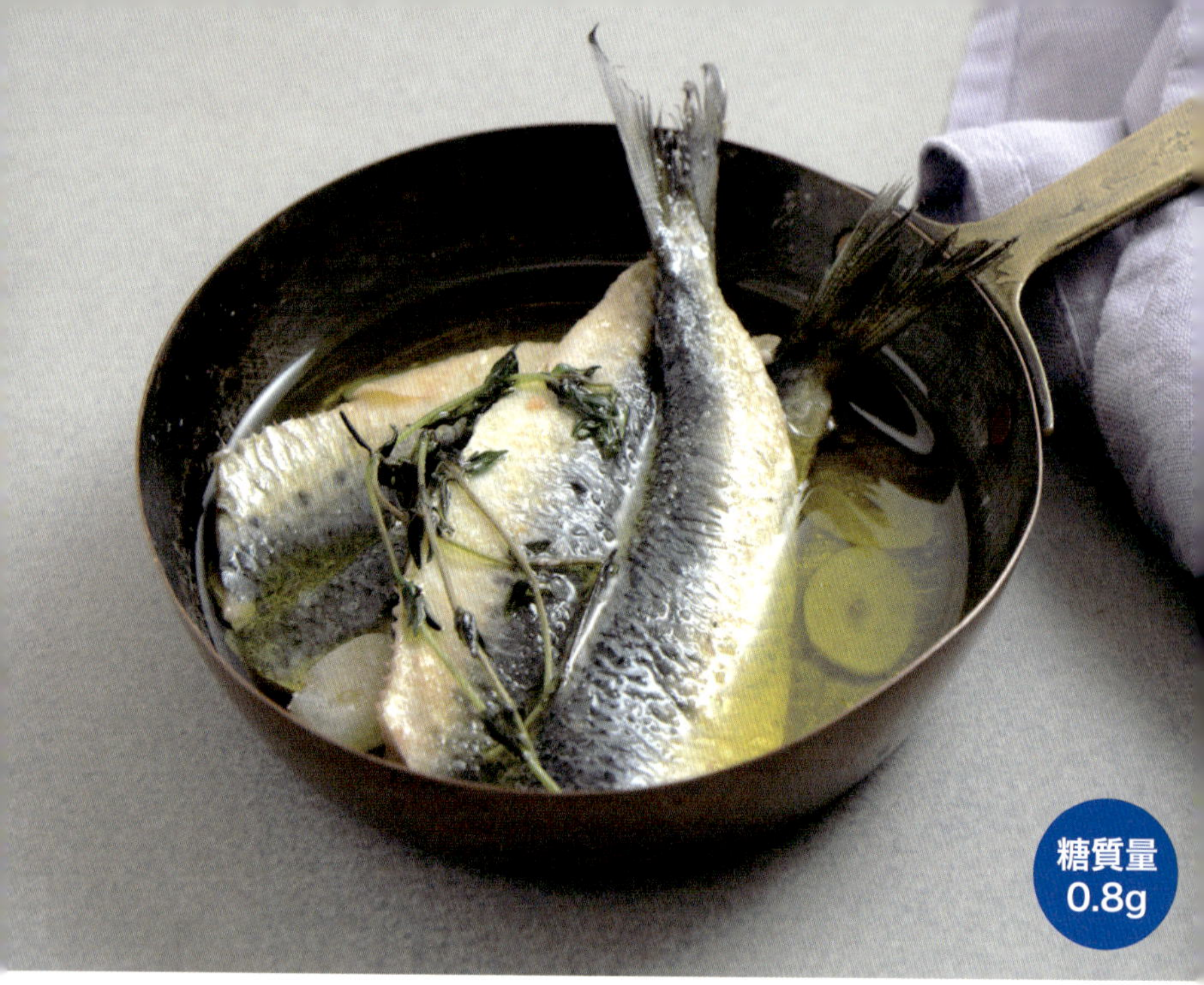

お魚レシピ

豆アジのコンフィ

■ 材料（2人分）

豆アジ………………… 6～7尾
塩 ……………………………… 少々
にんにく………………… 1かけ
タイム………………… 3～4本
オリーブオイル ………… 150ml

■ 作り方

1. 豆アジは内臓を取り出し、塩をふる。10分ほどおいたらキッチンペーパーで水気を切る。にんにくは薄切りにする。
2. 鍋に1とタイムを入れ、オリーブオイルを注ぐ。火にかけて沸騰したら弱火にし、15分ほど火を通す。

お魚レシピ

しらす・桜エビの油揚げピザ

■ 材料（２人分）

油揚げ……………………２枚
しらす……………………20g
桜エビ……………………10g
ピザ用チーズ……………20g
小ネギ……………………20g
【Aの材料】
味噌………………………10g
マヨネーズ………………10g

■ 作り方

1. Aは合わせておく。油揚げは観音開きにする。小ネギは小口切りにする。
2. 油揚げにAを塗り、チーズ、しらす、桜エビ、小ネギをのせてトースターで約6～7分焼く。

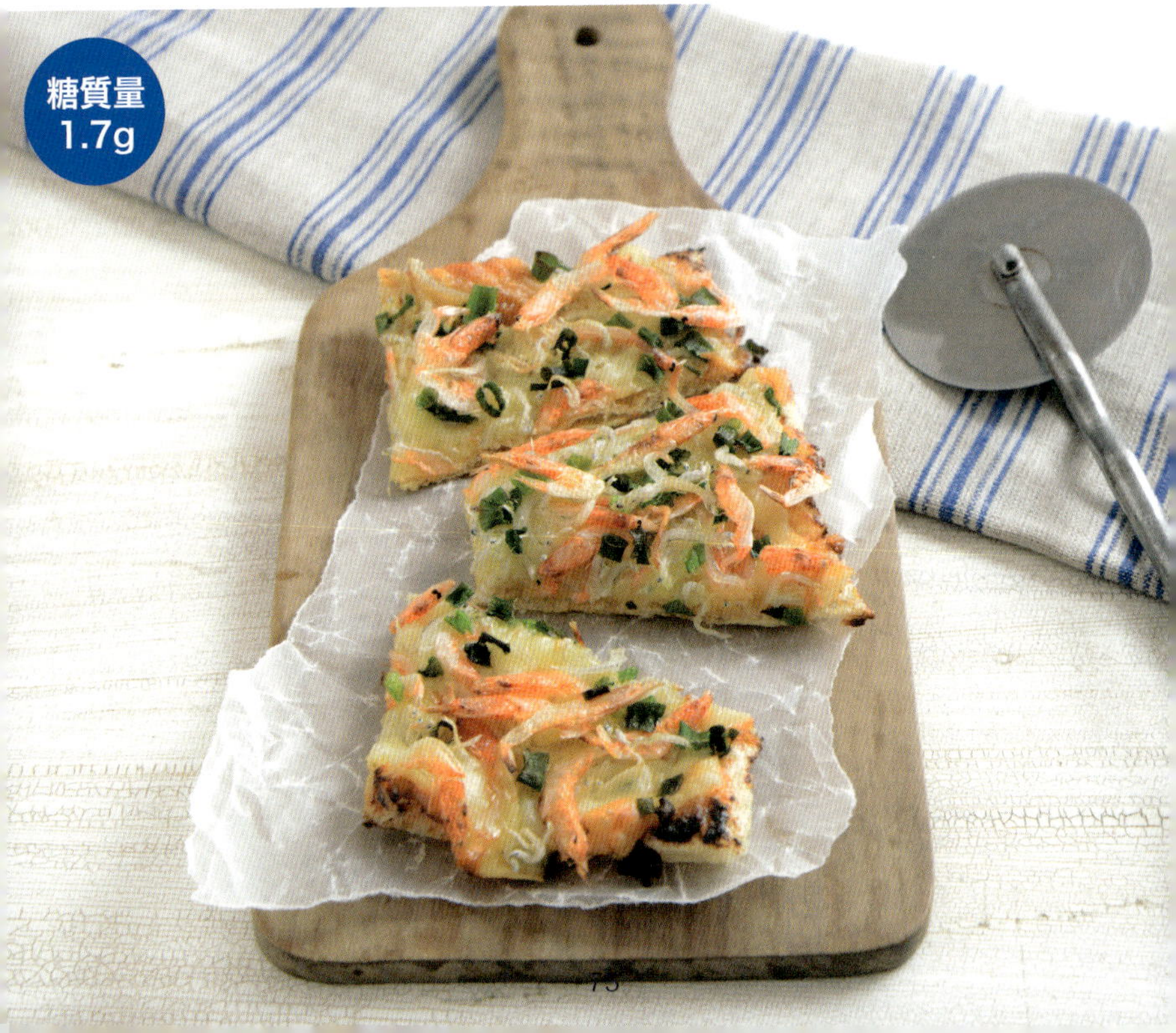

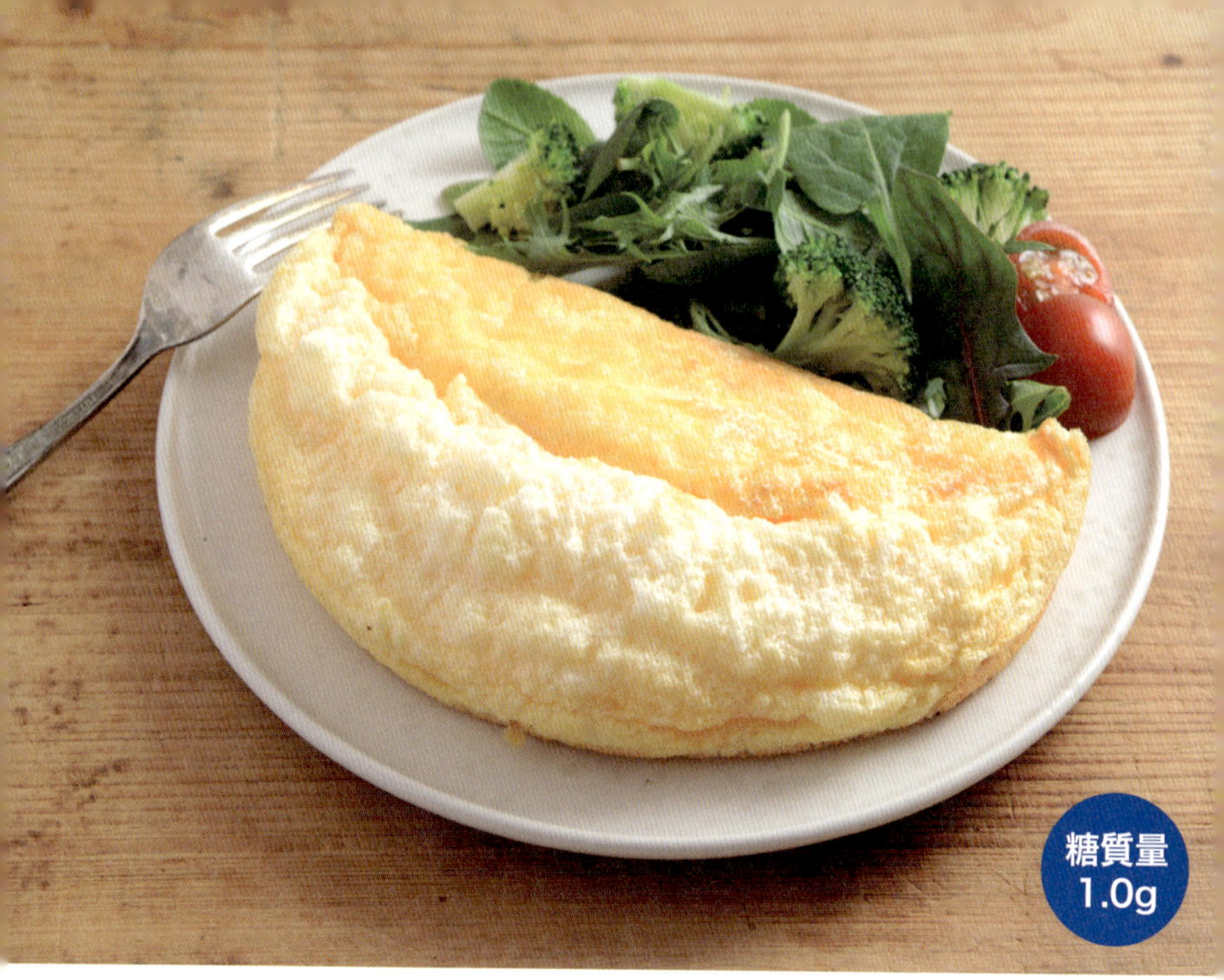

卵レシピ

スフレオムレツ

■ 材料（２人分）

卵 ２個
バター 10g
お好みの野菜（ミニトマト、
ブロッコリーなど）........ 適宜

■ 作り方

1. 卵を卵白と黄身に分け、卵白はハンドミキサーでツノが立つまで攪拌する。卵黄もよく混ぜ、卵白に混ぜ合わせる。
2. フライパンにバターをひき、1を半量流し入れ弱火で蓋をし約５分蒸し焼きにする。
3. 周りが固まってきたら火を止め、手前で半分に折りたたみ皿に盛る。お好みで野菜を盛る。

卵レシピ

味付け卵

■ 材料（2人分）

かたゆで卵…………………5個

【Aの材料】

バルサミコ酢 ………大さじ3

ウスターソース ……大さじ3

チリパウダー ………小さじ1

■ 作り方

1. ポリ袋にAを入れ、皮をむいた固ゆで卵と一緒によく揉み込む。
2. ポリ袋の口をしっかり締め、冷蔵庫で一晩置く。

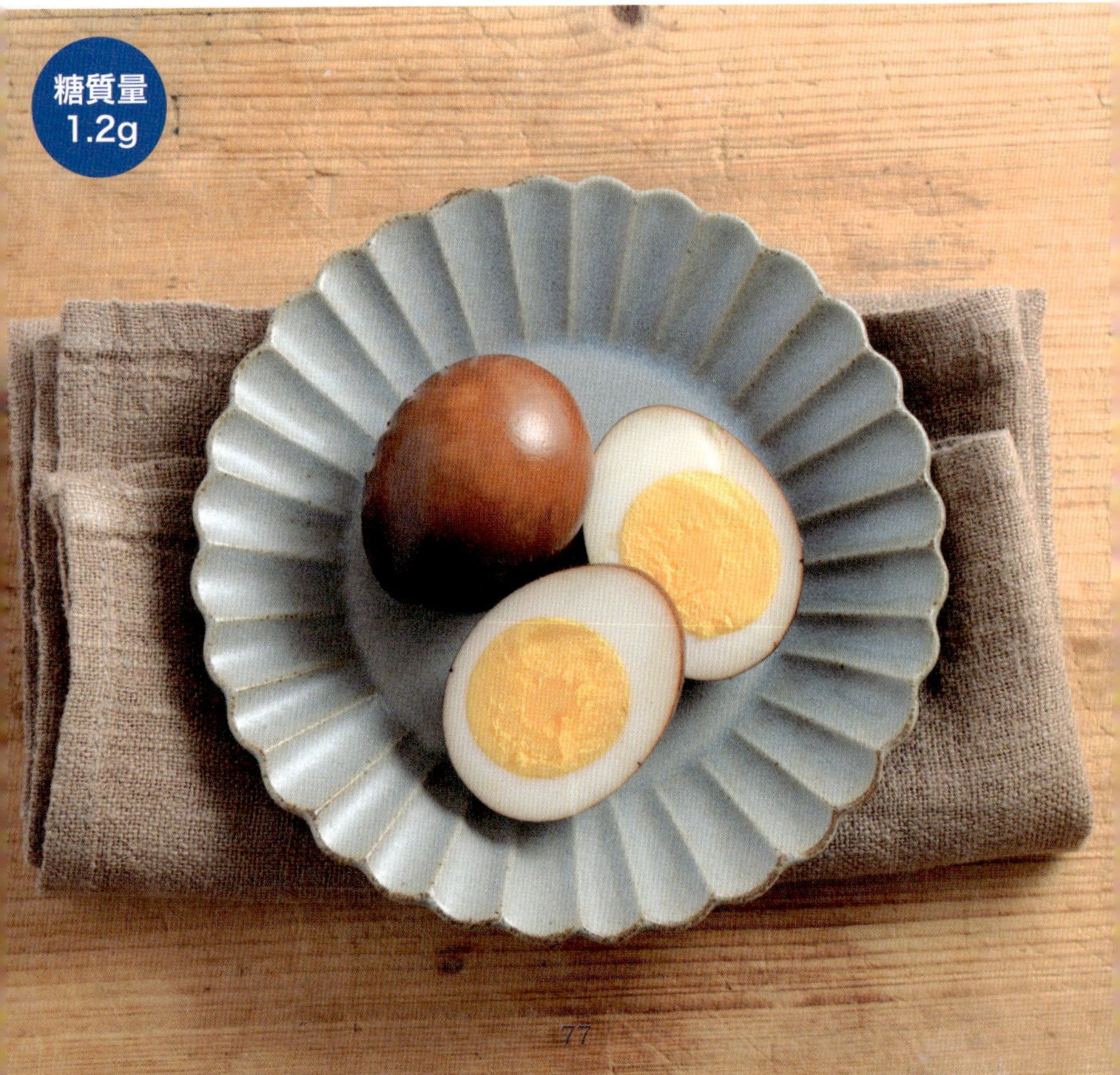

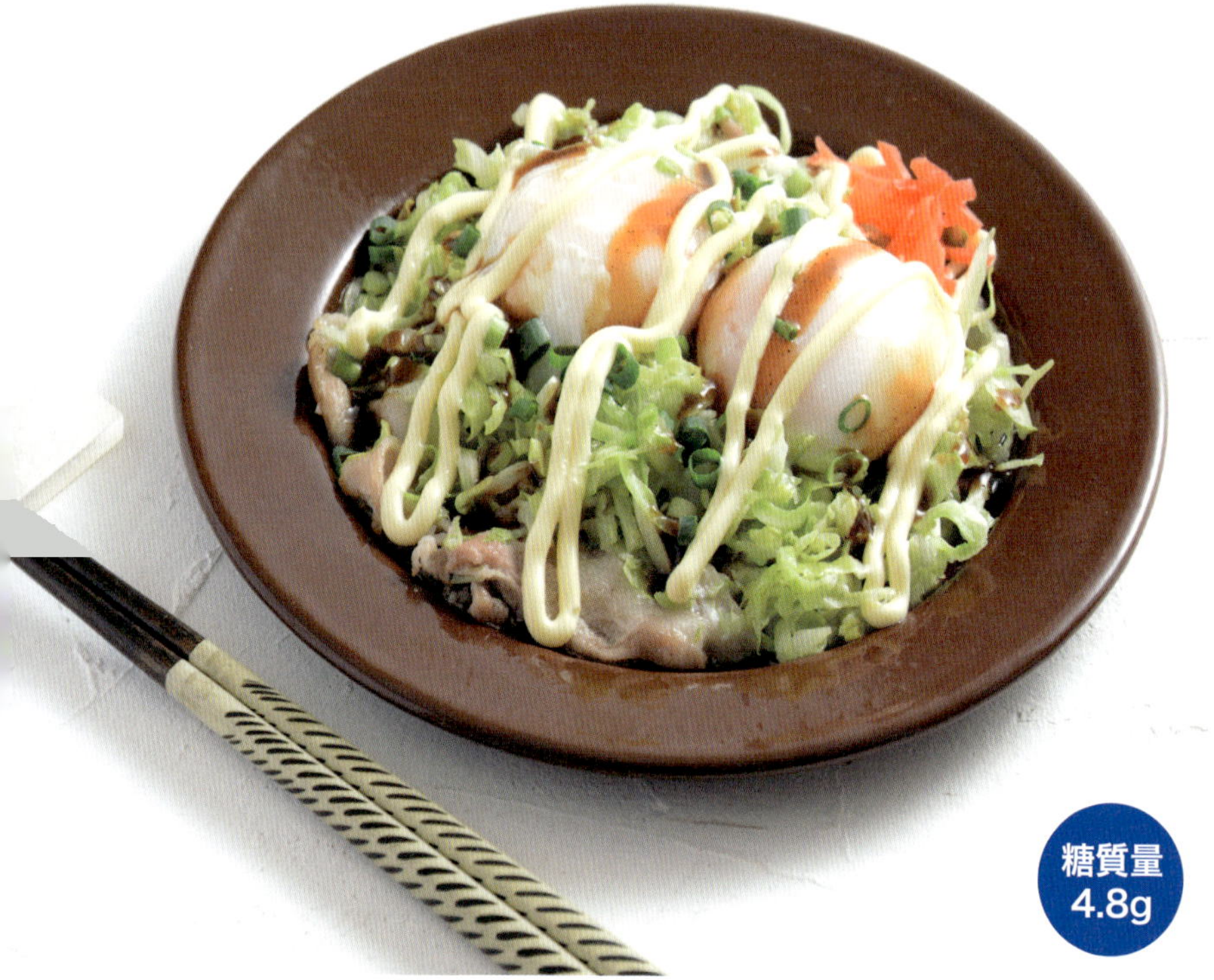

糖質量
4.8g

卵レシピ

とん平焼き

■ 材料（２人分）

豚バラ薄切り肉 100g
キャベツ 100g
万能ネギ .... ５～６本
温泉卵 ２個
紅生姜 .... 少々
ごま油 大さじ１
とんかつソース・
マヨネーズ .... 適量

■ 作り方

1. キャベツは千切りにし、万能ネギは小口切りにする。
2. フライパンにごま油をひき、豚肉を敷く。肉の色が変わったらキャベツと温泉卵を落とし、蓋をして焼く。
3. ２を皿に盛り、とんかつソース、マヨネーズをかけ、万能ネギと紅生姜をのせる。

卵レシピ

クラウドブレッドサンドイッチ

■ 材料（２人分）

卵 3個
クリームチーズ 45g
ベーキングパウダー
..........................小さじ 1/3
お好みの野菜やお肉等.... 適量

■ 作り方

1. オーブンを150度に予熱する。天板にオーブンシートを敷いておく。卵は卵黄と卵白にわける。

2. 卵黄が入ったボウルにクリームチーズを入れてよく混ぜる。

3. 卵白が入ったボウルにベーキングパウダーを入れてツノが立つまで攪拌する。

4. 2に3を2回に分けて入れ、さっくりと混ぜてから、天板に流し入れる。その後、150度のオーブンで約20分焼く。

5. 4を取り出し、食べやすい大きさに切り、お好みで野菜やお肉を挟む。

糖質量
1.3g

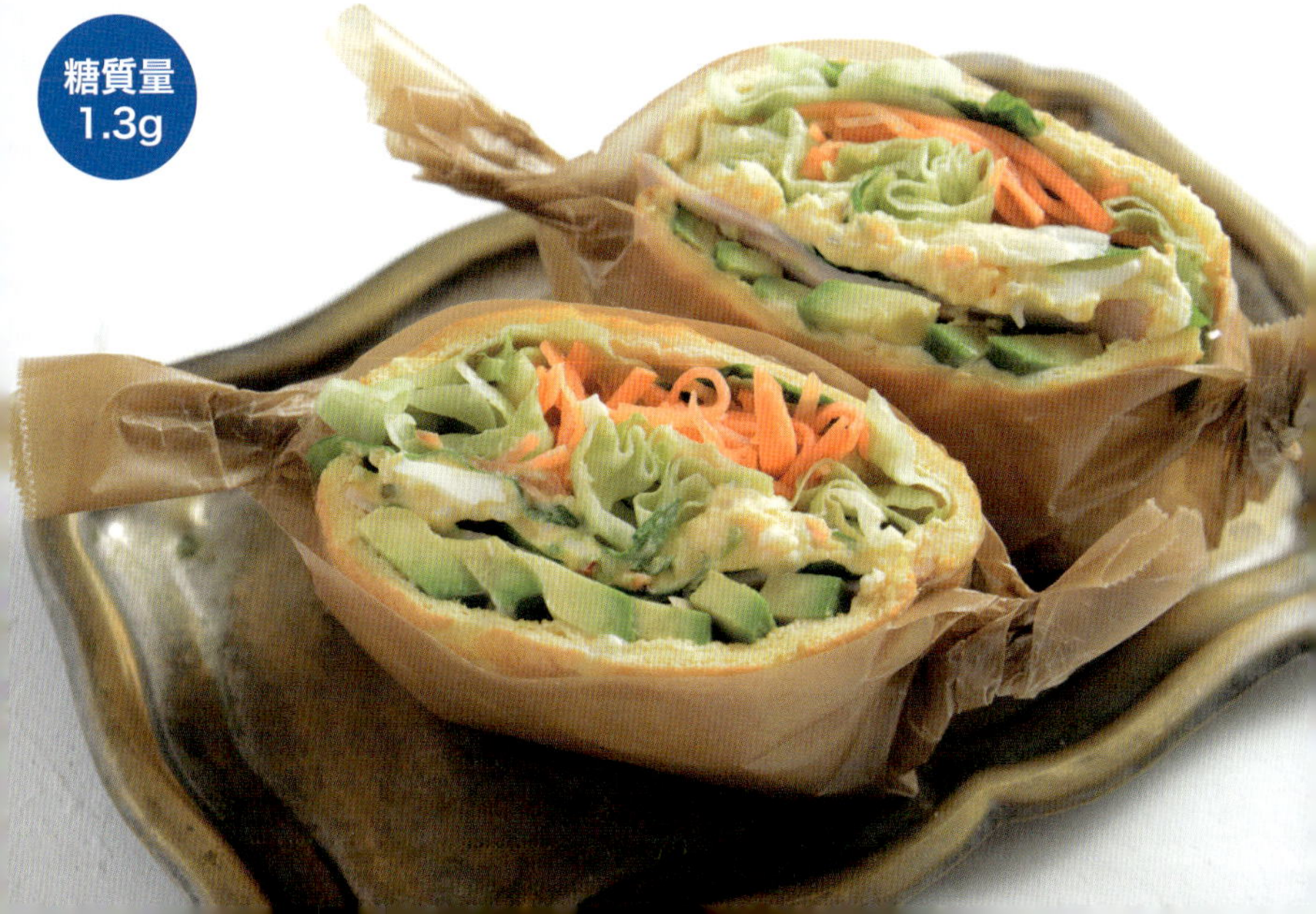

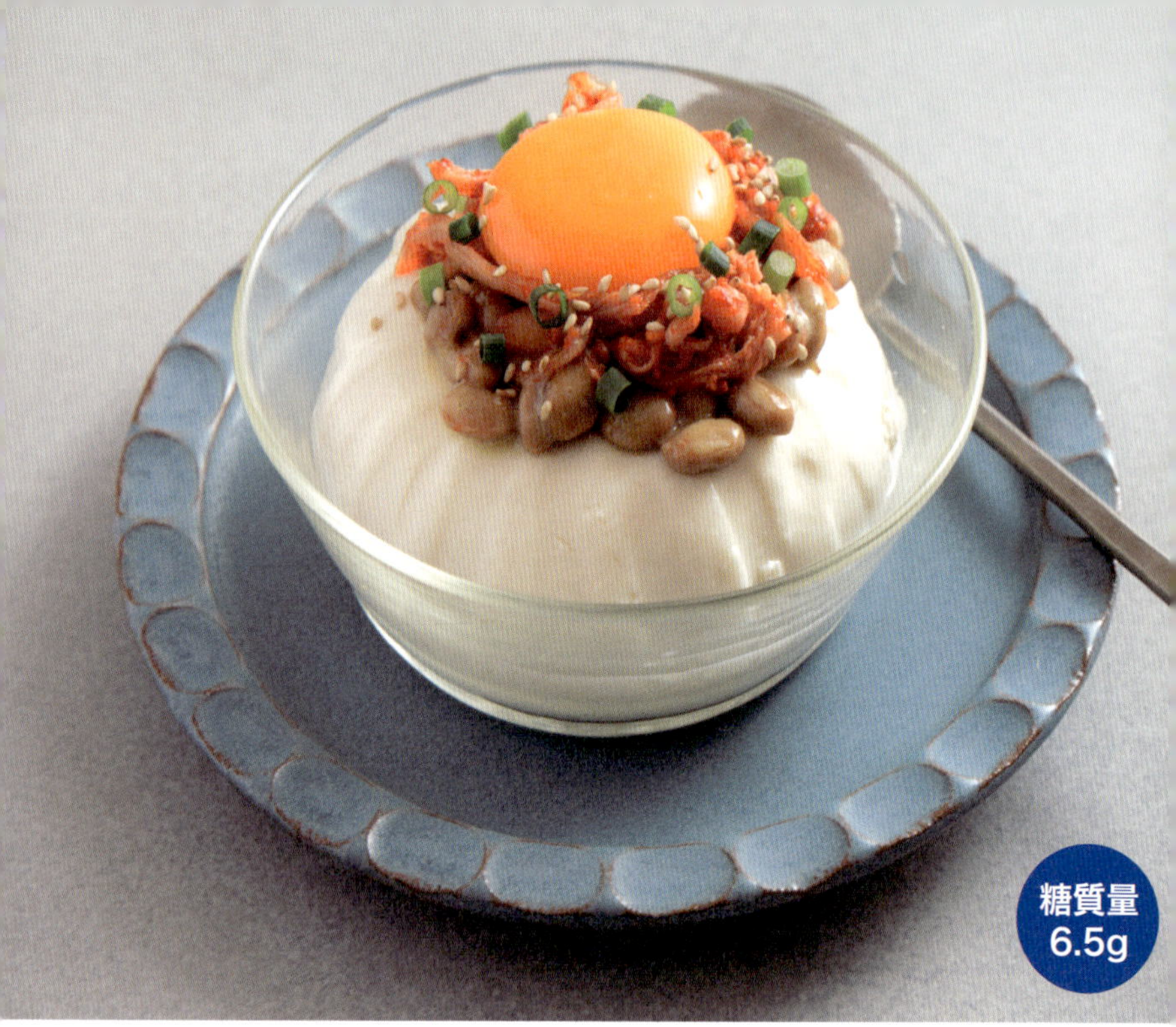

卵レシピ

納豆卵冷奴

■ 材料（2人分）

豆腐……………………………1丁
キムチ………………………100g
納豆…………………………1パック
卵黄……………………………1個
白ごま………………………小さじ1
小ネギ………………………2本
醤油……………………………適宜

■ 作り方

1. 豆腐は水を切っておく。小ネギは小口切りにする。
2. 皿に豆腐、納豆、キムチ、卵黄の順でのせ、白ごま、小ネギを散らす。お好みで醤油をたらす。

豆・野菜レシピ

おからのポテトサラダ

■ 材料（２人分）

生おから……………………100g
ハム……………………３～４枚
きゅうり…………………1/2本

【Aの材料】

マヨネーズ……………大さじ２
酢………………………大さじ１
塩・こしょう……………少々

■ 作り方

1. ハムは角切り、きゅうりは薄切りにして塩でもみこみ、水分を抜いておく。
2. ハムときゅうり、生おから、Aを混ぜ、皿に盛る。

糖質量
2.2g

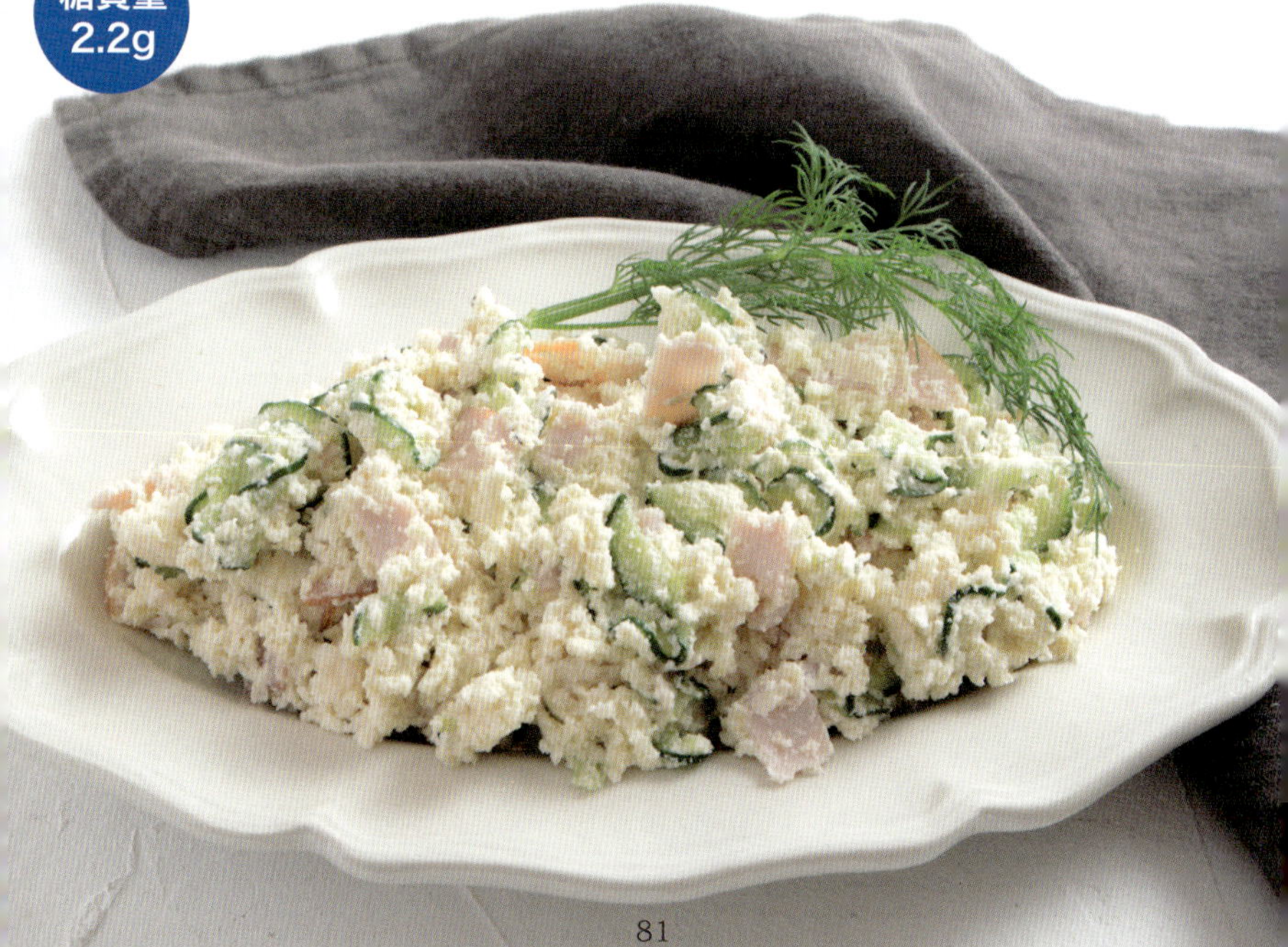

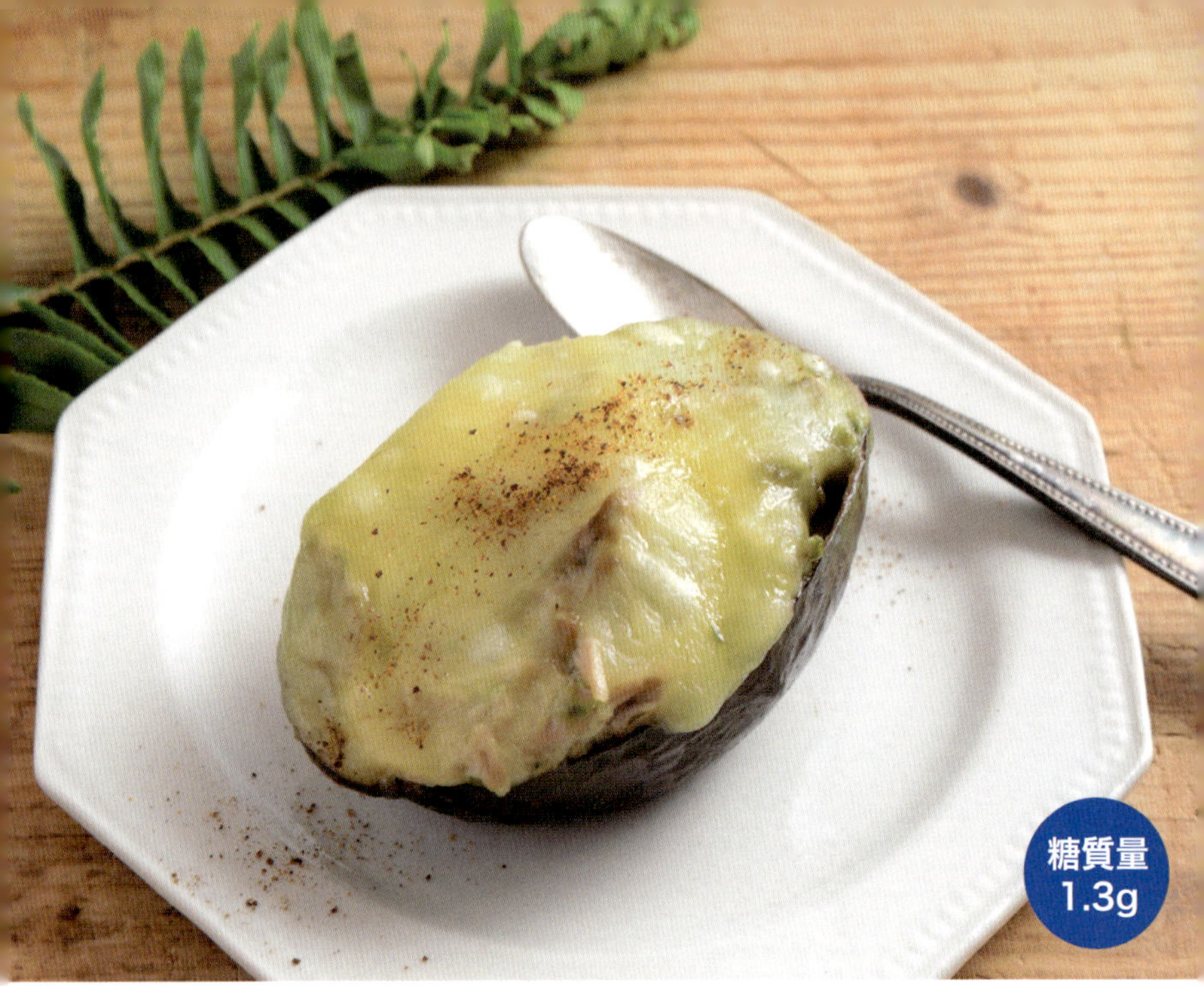

豆・野菜レシピ

アボカドグラタン

■ 材料（２人分）

アボカド……………………１個
ツナ缶………………………１缶
マヨネーズ…………大さじ２
ピザ用チーズ……………適量

■ 作り方

1. アボカドは半分に切り種を取り、スプーンで中身を取り出し、さいの目切りにする。
2. １とツナとマヨネーズを混ぜる。
3. アボカドの皮の中に２を入れ、チーズをのせて魚焼きグリルで４～５分チーズが溶けるまで焼く。

豆・野菜レシピ

パワーサラダ

■ 材料（２人分）

鶏胸肉 ………………………… １枚
レタス ……………………… 100g
ゆで卵 ………………………… １個
ミニトマト …………………… ４個
ブロッコリー …………… 100g
ベビーリーフ …………… 適量
ナッツ類（細かく砕く）…. 30g

【Aの材料】

粒マスタード ……….大さじ１
オリーブオイル ……..大さじ２
酢 ……………………………大さじ１
塩・こしょう …………… 少々

■ 作り方

1. レタスは食べやすい大きさにちぎり、冷水に浸ける。ゆで卵、ミニトマトは1/4に切り、ブロッコリーは茹でておく。Aを合わせる。
2. 鶏肉は観音開きにして厚みを均等にする。鍋にお湯を沸かし、沸騰したら火を止め、鶏肉を入れて冷めるまで置く。
3. 2の水気を切り、皿に野菜と手で裂いた2、ナッツ類を散らし、Aをかける。

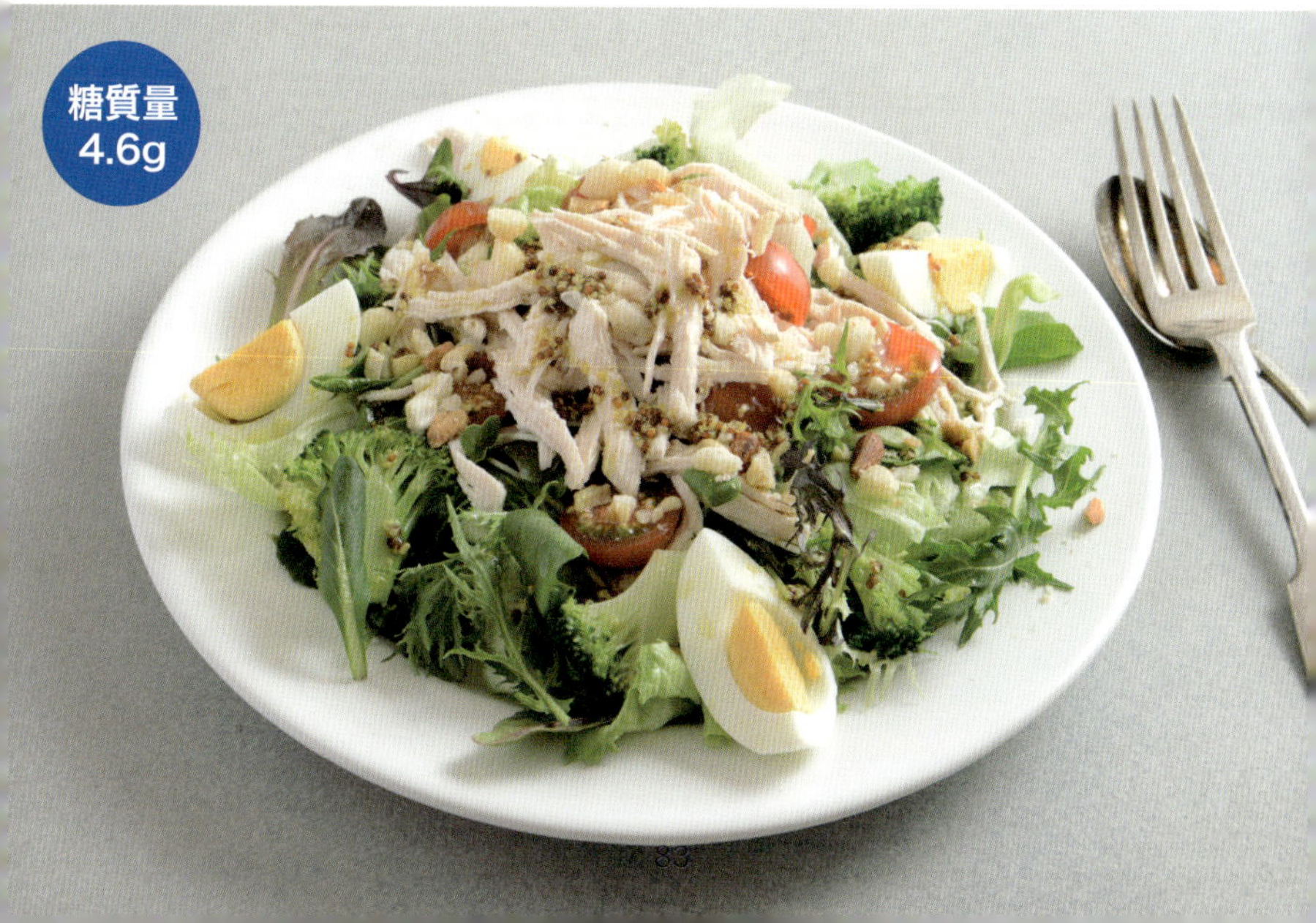

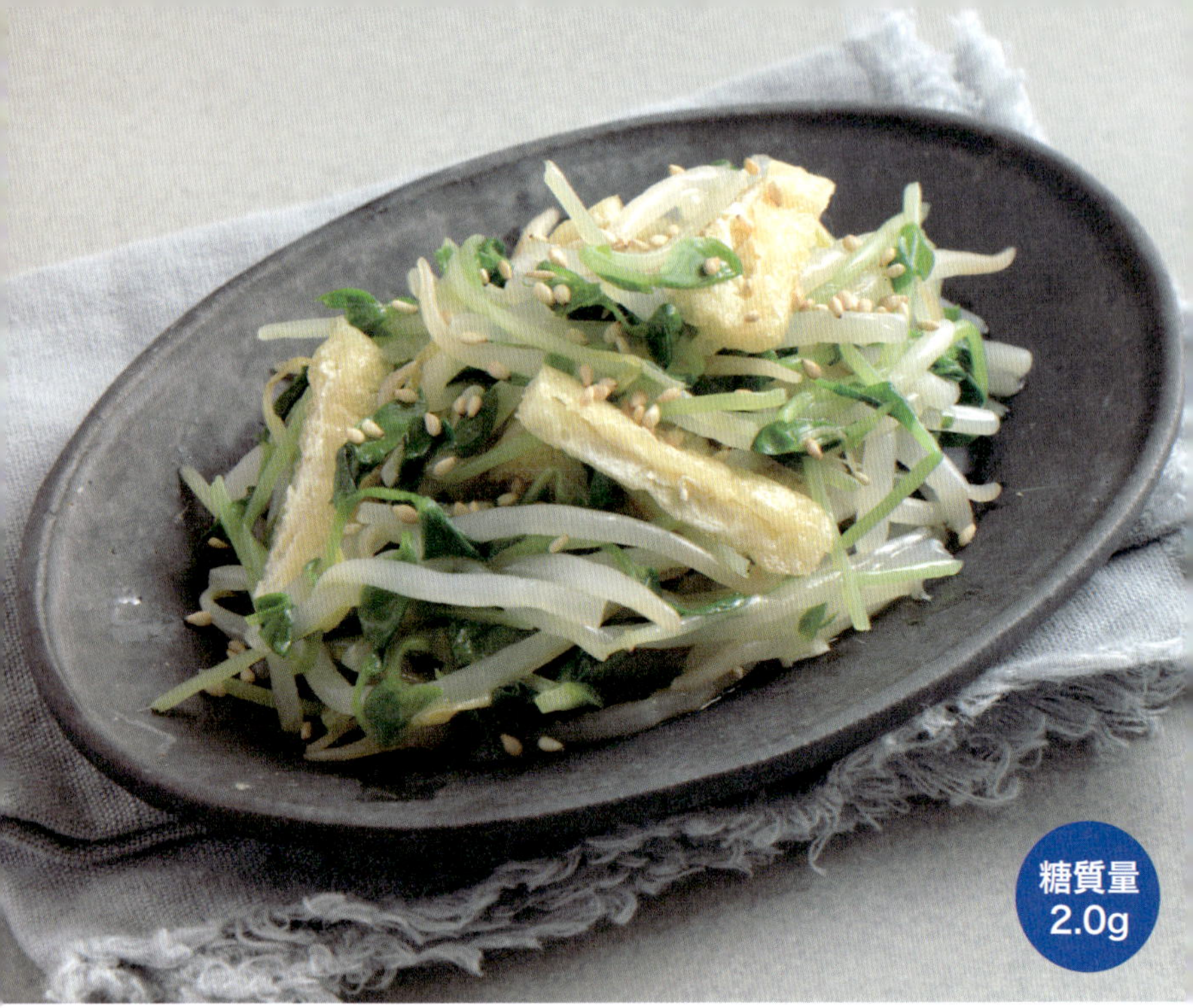

豆・野菜レシピ

もやしと豆苗のナムル

■ 材料（２人分）

もやし……………………………1袋
豆苗……………………………1パック
油揚げ…………………………1枚
白ごま…………………………少々

【Aの材料】

ポン酢……………………大さじ1
ごま油……………………大さじ1

■ 作り方

1. もやしと根元を切った豆苗はお湯でさっと茹でて、水気をよく切る。油揚げはトースターで焼き、細切りにする。Aは合わせておく。
2. ボウルに1を全て混ぜ合わせ、Aを回しかけ皿に盛り、白ごまをまぶす。

豆・野菜レシピ

イカのデパ地下風マリネ

■ 材料（２人分）

イカ １杯
たまねぎ 1/2個
パプリカ（赤・黄）
.... 各1/4個ずつ

【Aの材料】

レモン汁 大さじ１
オリーブオイル 大さじ２
粒マスタード 小さじ１
塩・こしょう .... 少々

■ 作り方

1. イカは皮を剥き、胴は７～8mm幅に切る。ゲソも食べやすい大きさに切り分ける。たまねぎとパプリカは千切りにする。
2. イカをさっと茹で、ザルにあげる。
3. １と２、Aを合わせてよく混ぜ、皿に盛る。

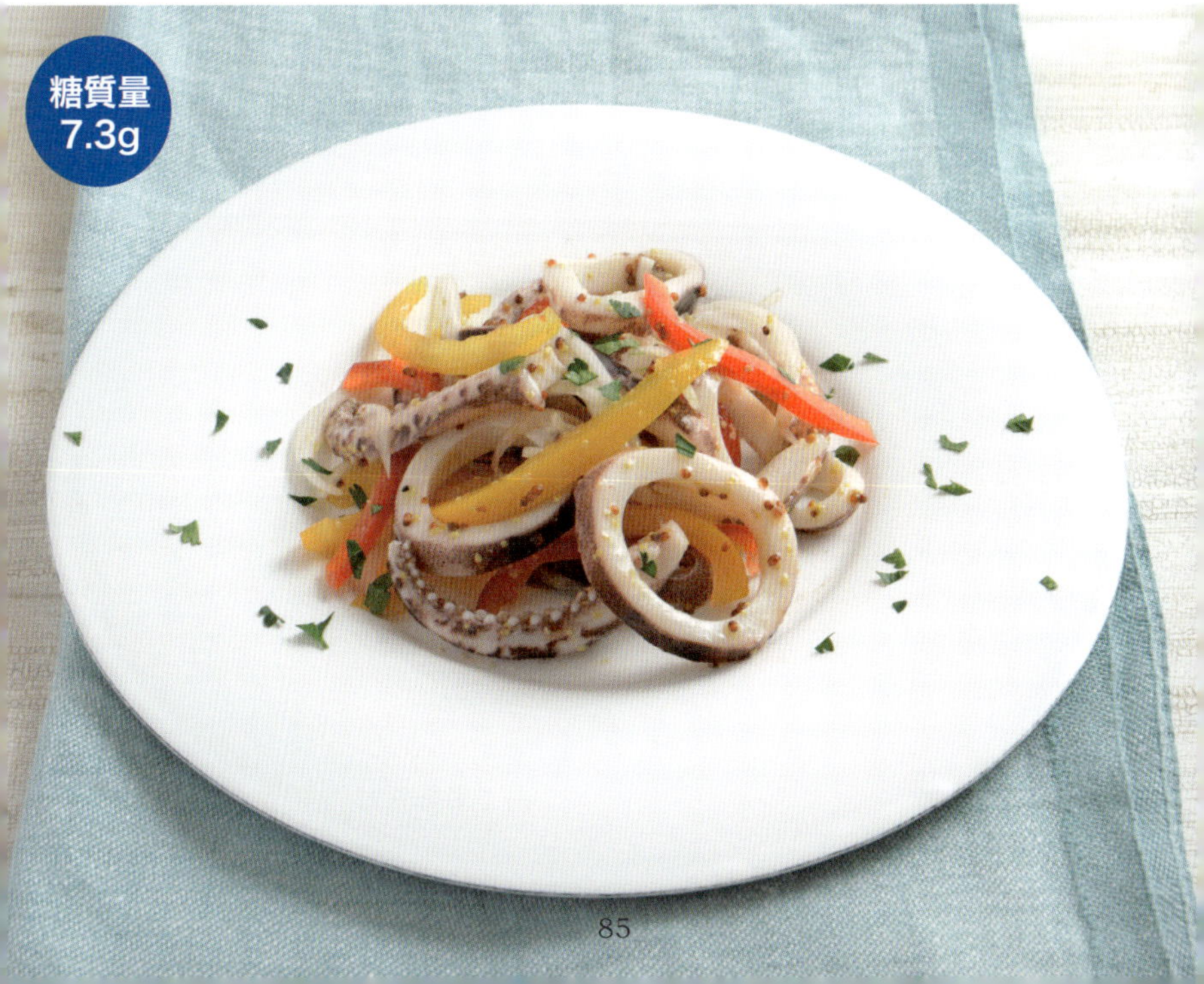

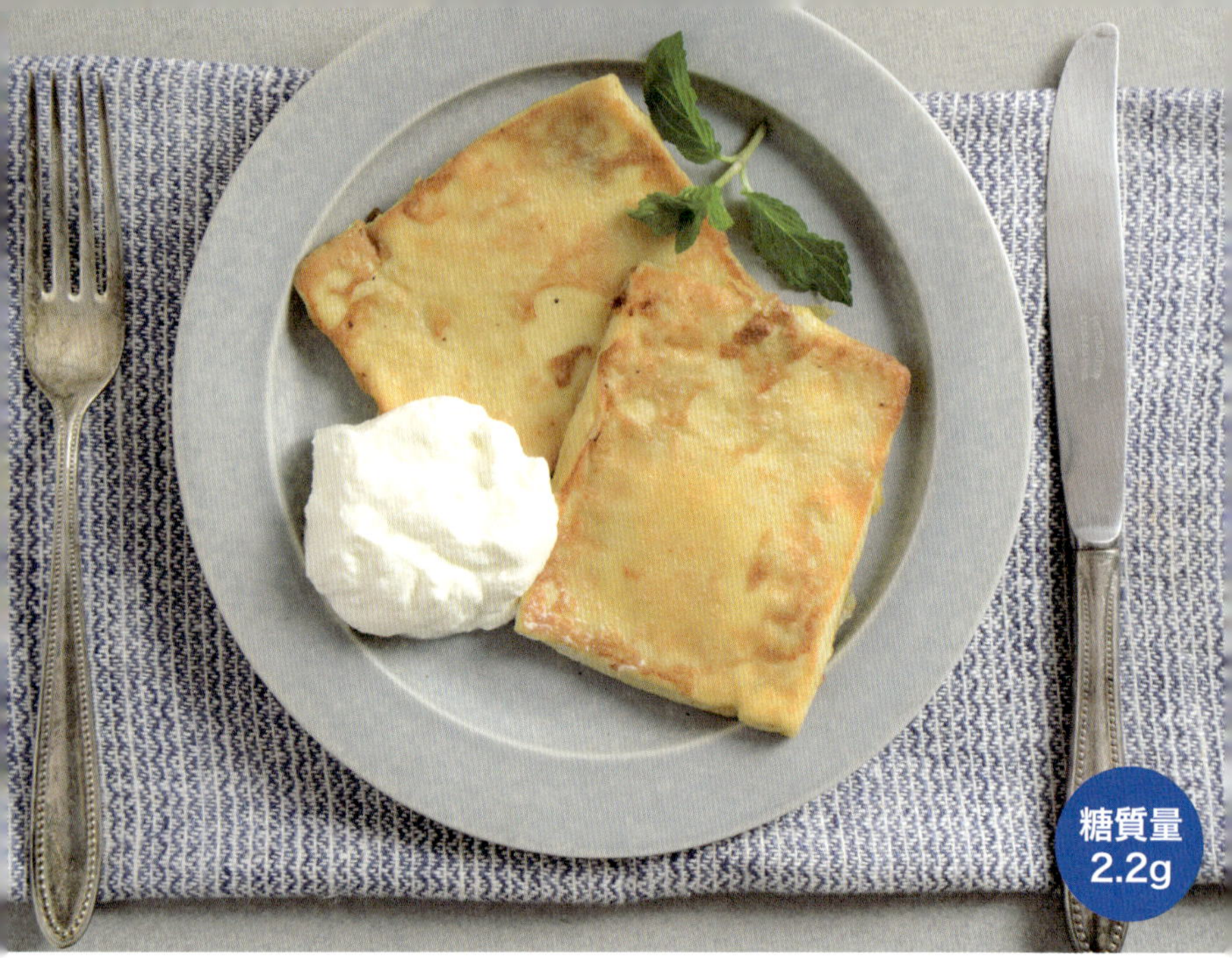

デザート・ドリンクレシピ

高野豆腐フレンチトースト

■ 材料（２人分）

高野豆腐……………………２枚
卵……………………………１個
バター………………………10g
生クリーム…………………100ml
ラカントＳ…………大さじ１

【Ａの材料】

ココナッツミルク…………100ml
ラカントＳ…………小さじ２

■ 作り方

1. 高野豆腐は水で戻し、よく水気を切ったら横半分にスライスする。生クリームはラカントＳを入れて八分立てにする。
2. ボウルにＡを合わせ、１を浸す。
3. フライパンにバターをひき高野豆腐を入れ、両面焼き色が付くまで焼く。

ココナッツオイルとナッツのチョコ

■ 材料

ココナッツオイル.........50ml
ピュアココア..........大さじ1
ラカントS 大さじ1/2
ナッツ類
（くるみ、アーモンド）..... 30g

■ 作り方

1. ココナッツオイルは湯煎で液状になるまで溶かす。ナッツ類は砕いておく。
2. クッキングシートを敷いた容器に全ての材料を入れよく混ぜ、冷蔵庫で30分以上冷やす。

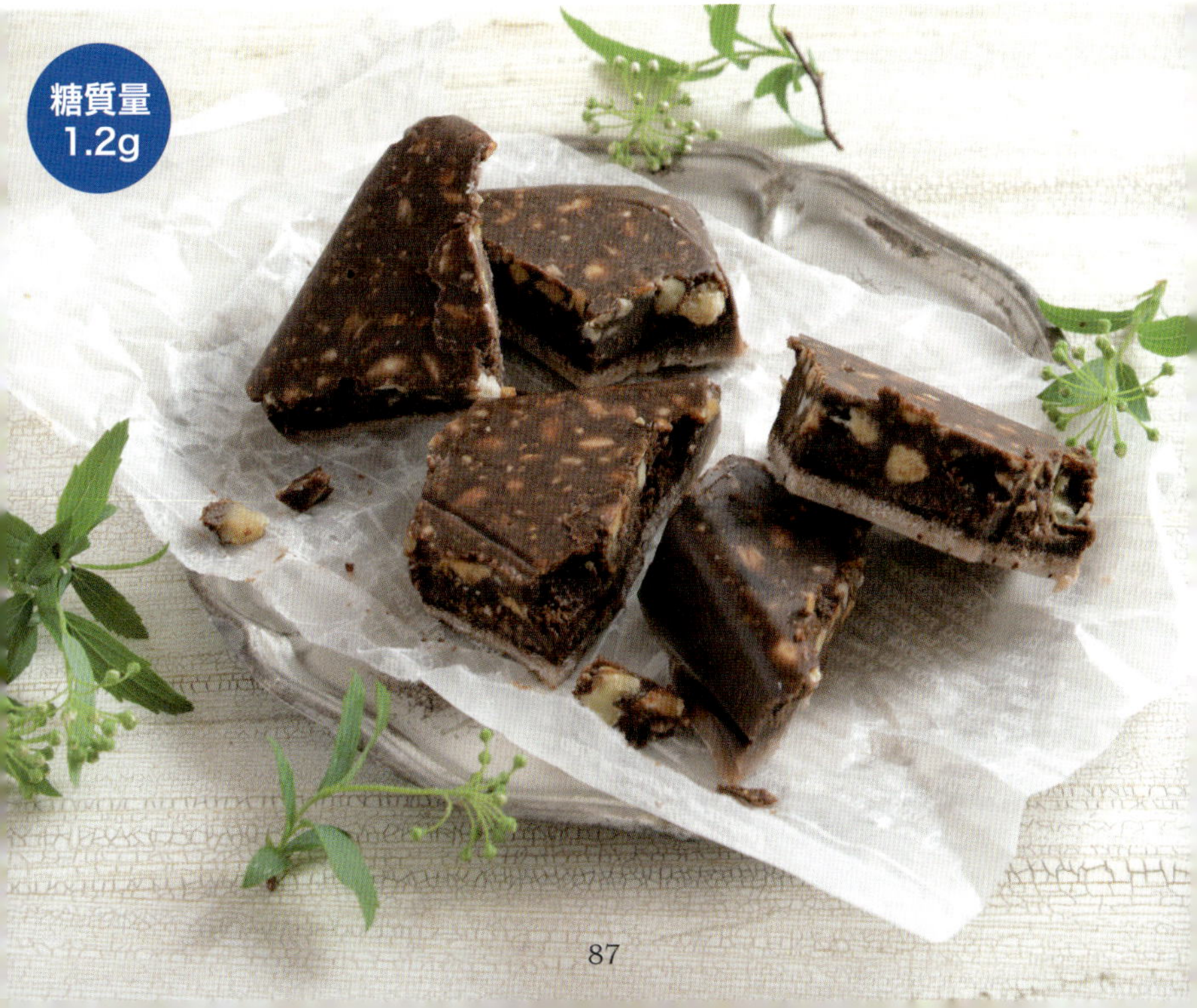

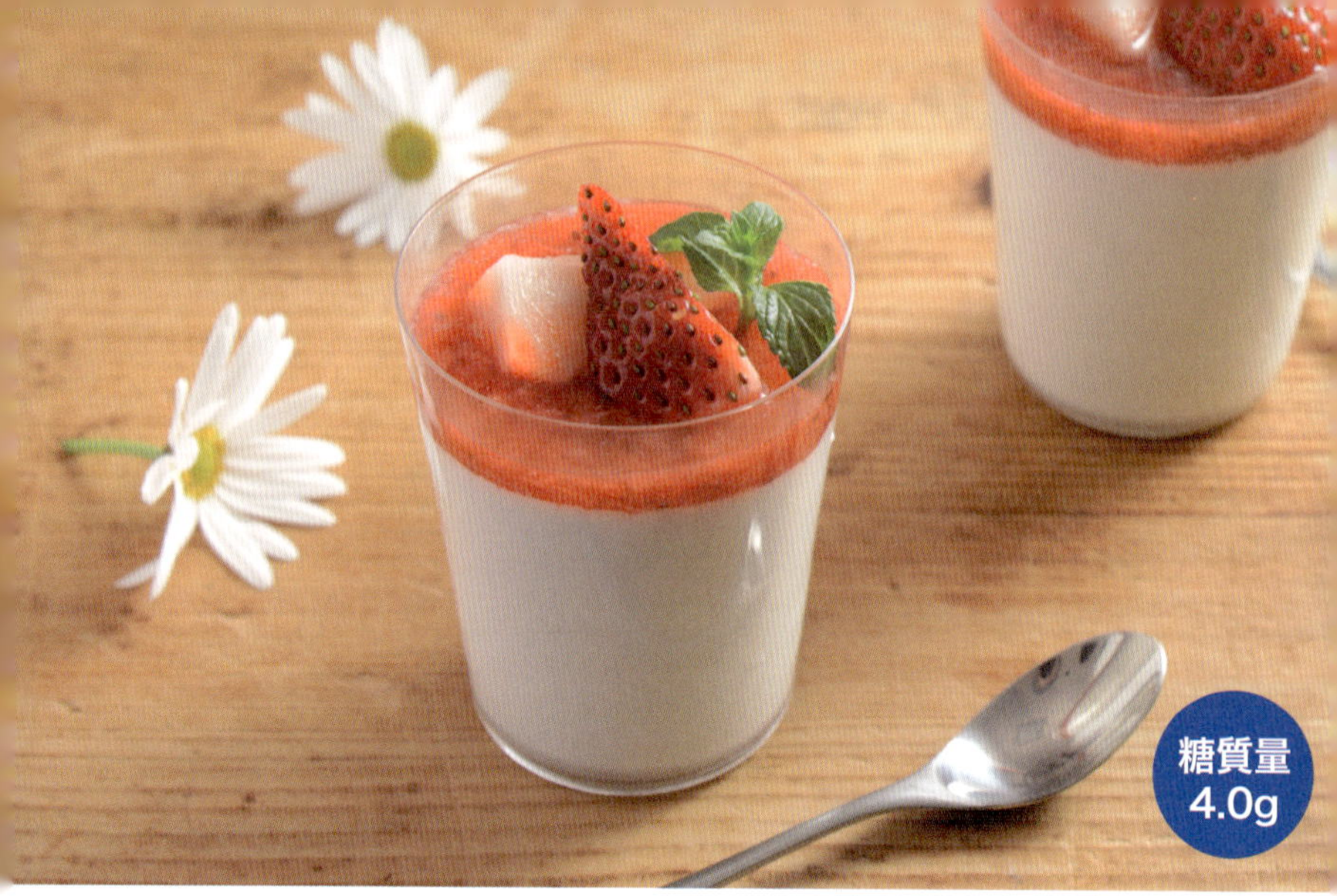

デザート・ドリンクレシピ

イチゴとココナッツミルクのゼリー

■ 材料（2〜3個分）

ゼラチン（大さじ2のお湯でふやかす）……5g
ミント……少々

【Aの材料】

ココナッツミルク……150ml
生クリーム……100ml
ラカントS……大さじ1

【Bの材料】

イチゴ（みじん切り）……100g
ラカントS……大さじ1
レモン汁……少々

■ 作り方

1. 鍋にAを入れて火にかける。沸騰直前に火を止め、ゼラチンを入れてよく混ぜる。
2. 1を器に流し、冷蔵庫で1時間以上冷やす。
3. 別の鍋にBを入れて沸騰直前までよく混ぜ、火を止めて冷ます。
4. 2に3のソースをかけ、イチゴ（分量外）とミントを添える。

デザート・ドリンクレシピ

おからガトーショコラ

■ 材料（1ホール分）

生おから……………………150g
卵……………………………2個
豆乳…………………………50g
ラカントS …………………50g
ココア………………………40g
ベーキングパウダー…………5g
ホイップクリーム…………適宜

■ 作り方

1. 炊飯器に卵を割り入れ、溶きほぐす。その後すべての材料を混ぜ、炊飯ボタンを押す。
2. 1を取り出したら冷ます。その後、食べやすい大きさに切り、お好みでホイップクリームをのせる。

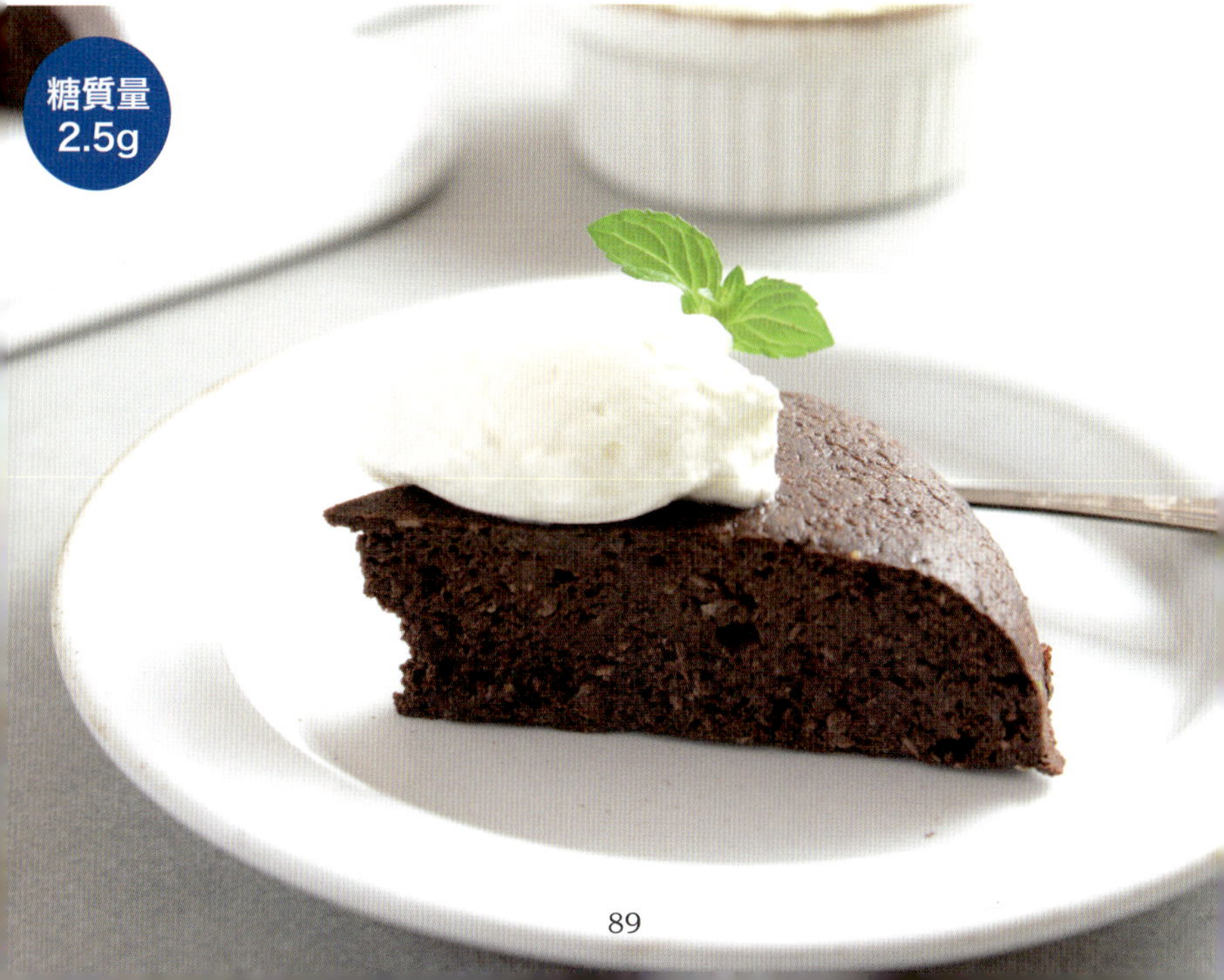

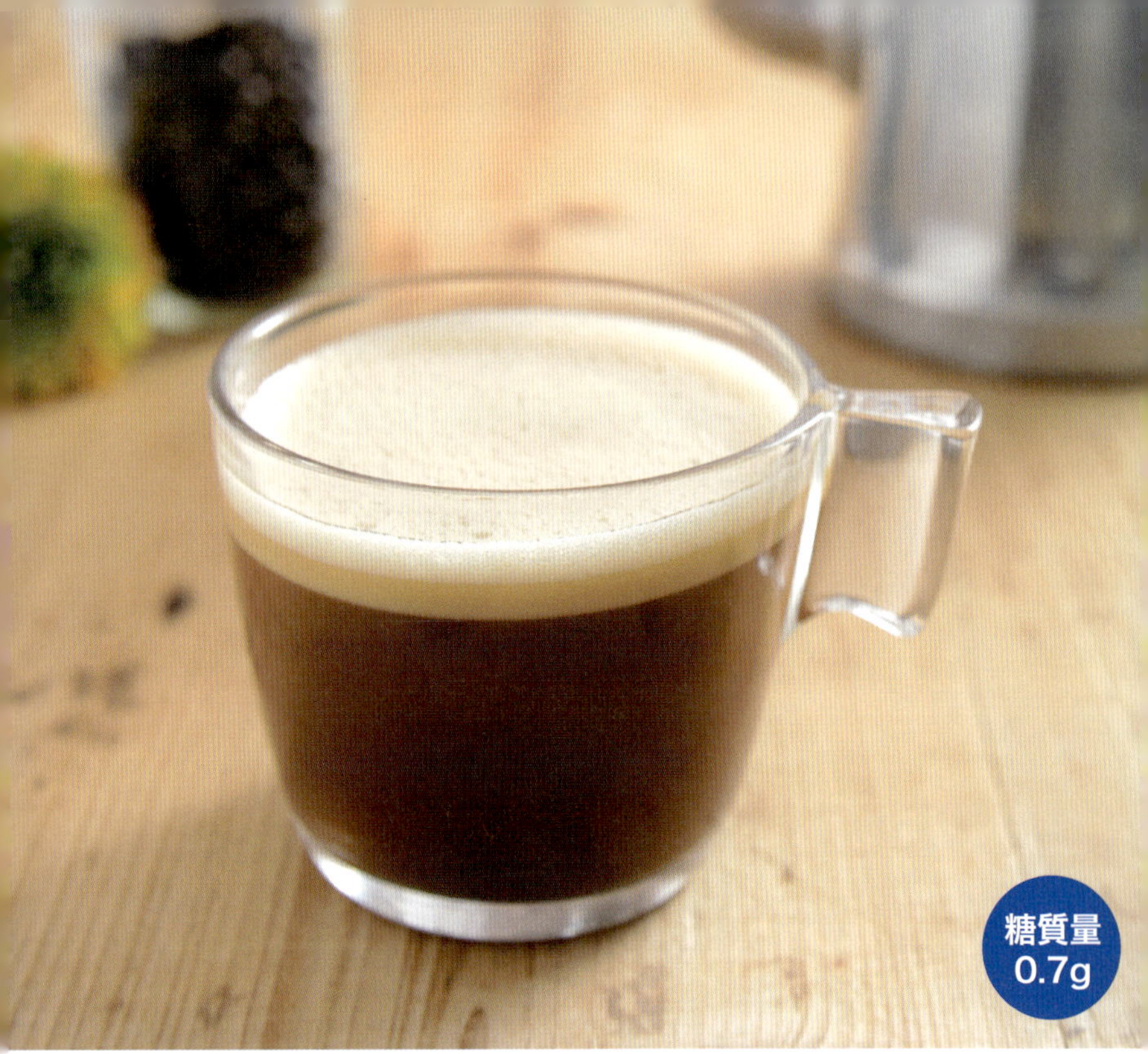

デザート・ドリンクレシピ

バターコーヒー

■ 材料（2人分）

ドリップコーヒー 500ml
バター 20g
MCTオイル 20g

■ 作り方

1. 耐熱ボウルに全ての材料を入れ、ハンドミキサーで撹拌する。
2. 1をカップに注ぐ。

ここではローカーボの料理に
最適な食材を紹介します

おすすめローカーボ食材

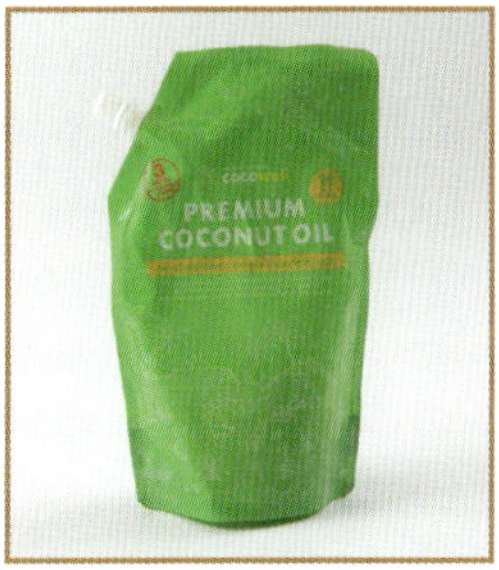

ココナッツオイル（株式会社ココウェル）

中鎖脂肪酸を多く含むため、素早くエネルギーに変わります。良質な脂質は、美容・健康維持にもおすすめです。

コーヒーに入れるなどして、一日にスプーン１～２杯は摂るようにしましょう。

香りのないタイプもあります。（P 39参照）

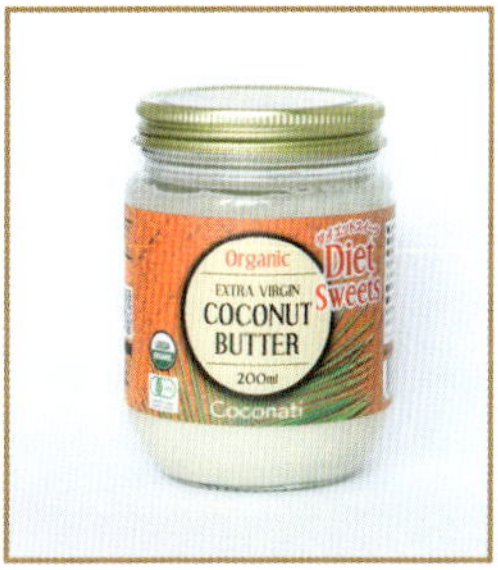

ココナッツバター（株式会社アビオス）

果肉や実の部分もすり潰しているため、ホールフード（まるごと食べる食材）といえます。

食物繊維やビタミン、ミネラルが豊富で、甘いですが砂糖は不使用です。

製氷皿で固めれば ホワイトチョコレート感覚で食べられます。

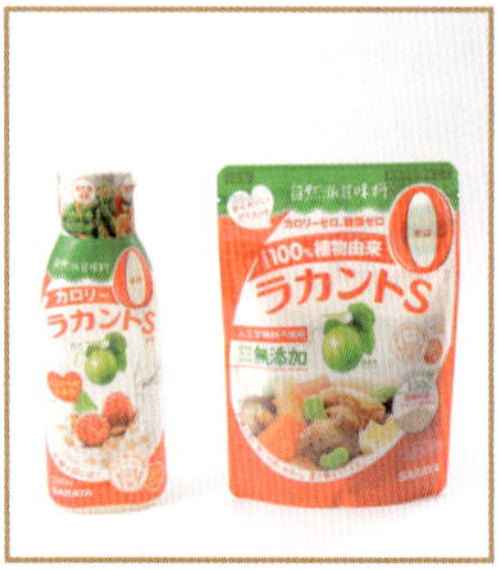

ラカントS（サラヤ株式会社）

「羅漢果（ラカンカ）」というウリ科の果実の高純度エキスとトウモロコシの発酵から得られる天然甘味成分「エリスリトール」をもとに作られています。

スイーツ作りや和食にも使える甘味料です。砂糖と同じ甘さのため、レシピの置き換えが簡単です。

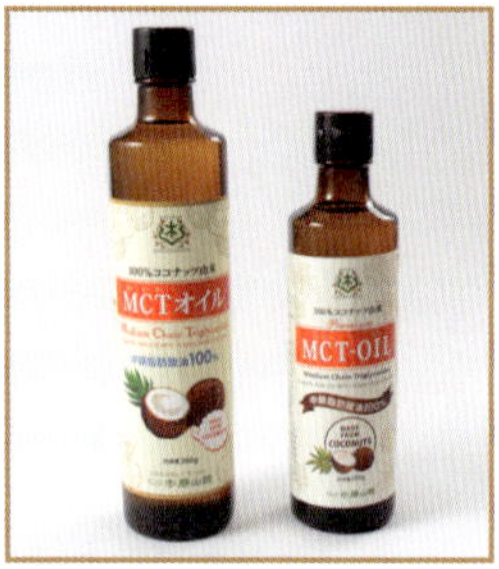

MCTオイル（勝山ネクステージ株式会社）

中鎖脂肪酸100%のため、素早くエネルギーに変わります。消化吸収も早いため、アスリートや医療分野でも多く使われています。熱に弱いので、生のまま使用することをお勧めします。

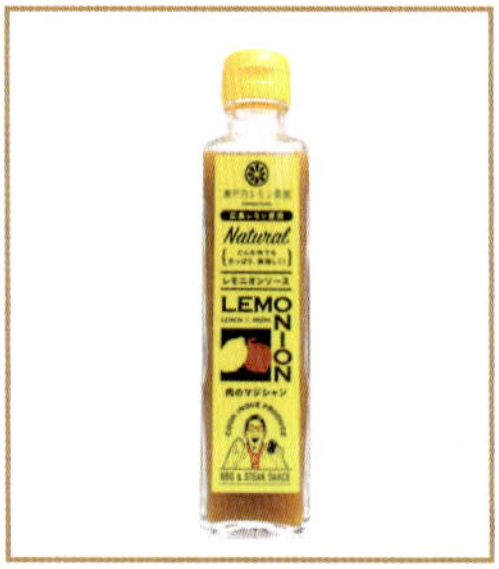

レモニオンソース（ヤマトフーズ）

北海道産のたまねぎ、広島県産のレモンを使用した、化学調味料無添加の万能ソースです。

ステーキやハンバーグ、白身魚のソテー、グリーンサラダ、冷奴等、様々なローカーボ料理におすすめです。

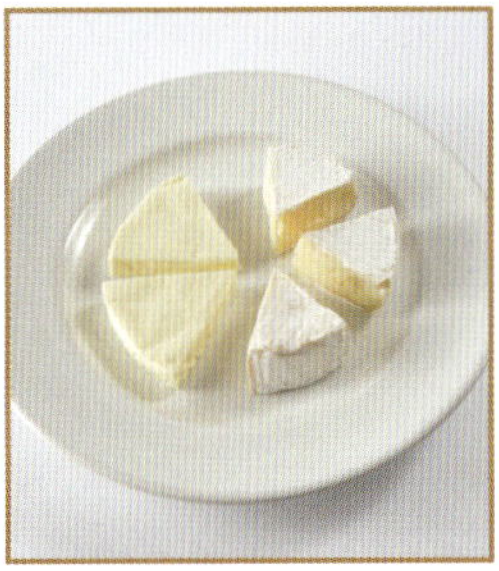

チーズ

乳製品の中でも糖質の低い食材で、たんぱく質や脂質が多く、体に必要なアミノ酸をバランス良く含んでいます。脂質は艶やかな髪や肌を作るのに欠かせない栄養素です。また、粘膜を強くするビタミンAが豊富なため、風邪の予防にもおすすめです。

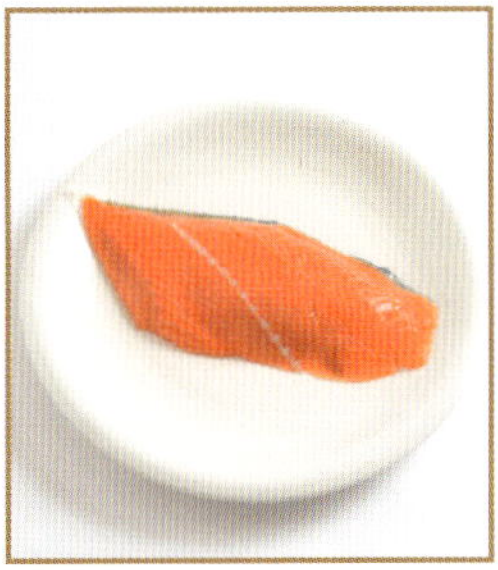

サーモン

アンチエイジングや美容におすすめの食材です。サーモンに含まれているアスタキサンチンはビタミンCと比べ約6000倍もの抗酸化作用があり、シミやシワの原因となる活性酸素を除去してくれる働きがあると言われています。

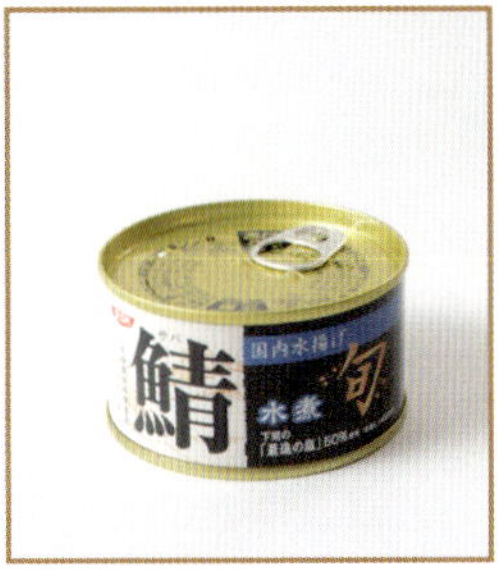

鯖缶

非常に栄養価が高い食材で、貧血や不眠症予防にもなるビタミンB12、老化や骨粗しょう症予防にもなるビタミンDを豊富に含みます。また、アレルギーや認知症予防にもなるDHA・EPAが含まれています。

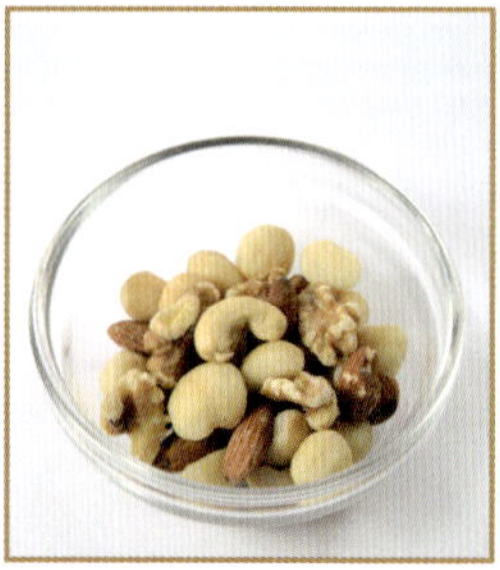

ナッツ類

アーモンドにはアンチエイジングにおすすめのビタミンEが豊富に含まれています。中でもくるみは7割が脂質で血管を強くする働きがあります。マカダミアナッツの脂質は肌荒れにおすすめです。

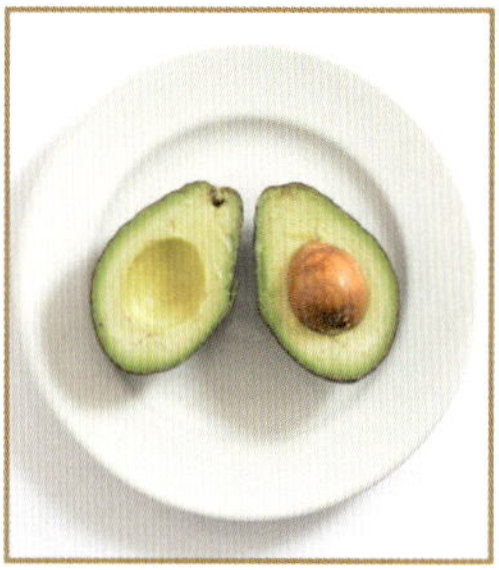

アボカド

“森のバター”と呼ばれるほど脂質を多く含んだ糖質の低い食材です。抗酸化作用もあり、アンチエイジング効果も期待できます。食物繊維も豊富なため、美肌やダイエット、便秘の改善に役立ちます。

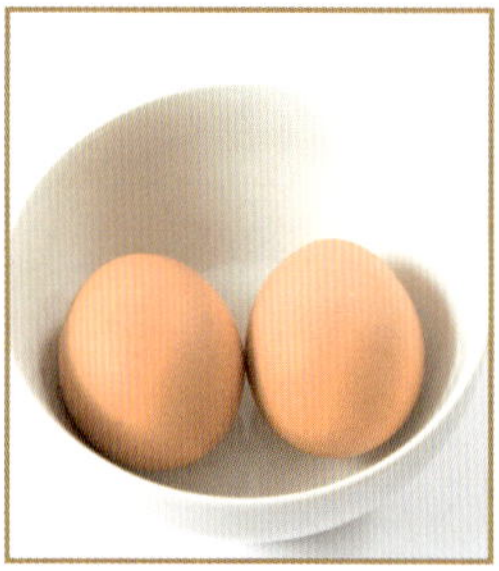

卵

コレステロールを気にして「1日1個まで」と制限されている方もいますが、栄養価の高い卵は風邪の予防や健康増進のために1日2～3個は大丈夫と話すお医者さんもいます。本書では「たまごの樹」というブランドの卵を使用しています。

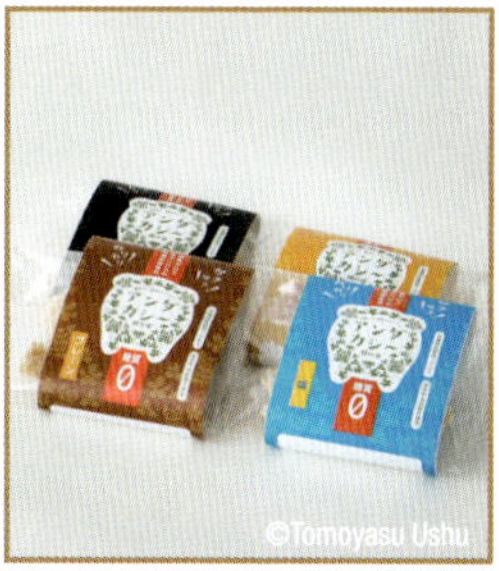

あんだかしー（龍華）

沖縄の伝統食で、豚の皮をラードで揚げたスナックです。糖質がとても低く、たんぱく質や脂質を多く含み、栄養価が高いのが特徴です。そのまま食べても美味しいですし、カレーパウダーやガーリックパウダーで味を変えてみるのもおすすめです。無添加で安心して食べられる商品です。

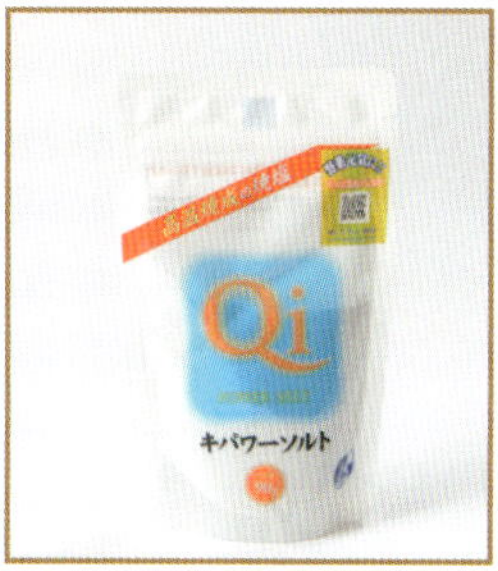

キパワーソルト（キパワー株式会社）

時間をかけて自然に結晶化された塩です。800度の高温で焼いており、体に必須な栄養素であるミネラルを多く含んでいます。

塩は体温の維持や免疫力アップには欠かせない食材ですので、質の良い塩を上手に選びましょう。

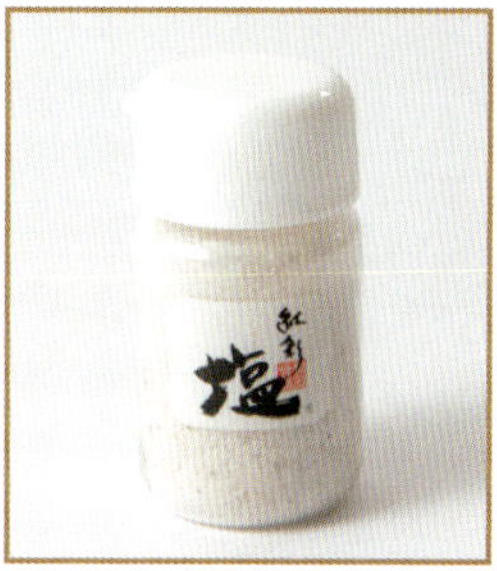

紅彩塩（和田食品株式会社）

あら塩に椎茸・昆布・干帆立貝を使ったダシなどで旨みをつけて粉砕したお塩です。一般的な塩と違い、ダシの旨味が強いためシンプルな料理（焼いたお肉やお魚、野菜炒めや冷奴にも）におすすめです。カレー味や柚レモン味などもあり、様々な用途に合わせて美味しい料理を演出してくれます。

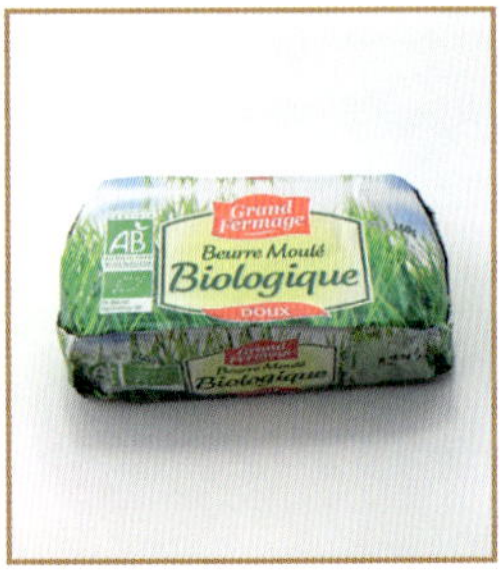

グラスフェッドバター

牧草（グラス）だけで育った牛からできたバターで、普通のバターと比べ栄養価が高く、オメガ３脂肪酸が約５倍も含まれているため、血液をサラサラにするなどの効果があると言われています。バターコーヒーはもちろんのこと、スクランブルエッグなどの卵料理におすすめです。

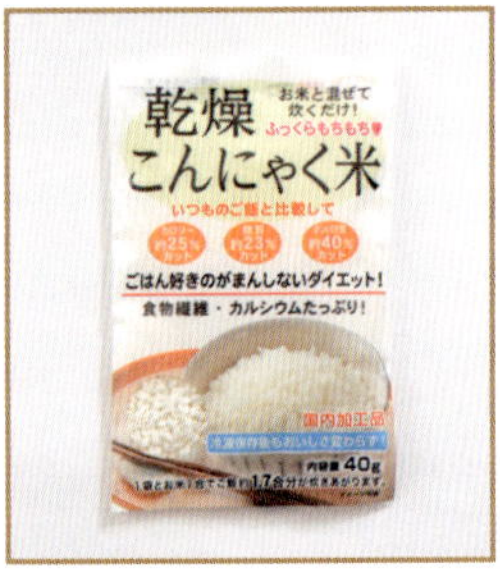

こんにゃく米（サン食品株式会社）

こんにゃくで出来たごはんの代替品です。食物繊維が白米の約７倍もあり、糖質量が白米の約55％カットされています。炊飯器に入れて白米と同じように炊く事ができます。見た目も味も、少し白米を混ぜたらこんにゃくだとは分からないほどです。チャーハンやリゾットなどにもおすすめです。

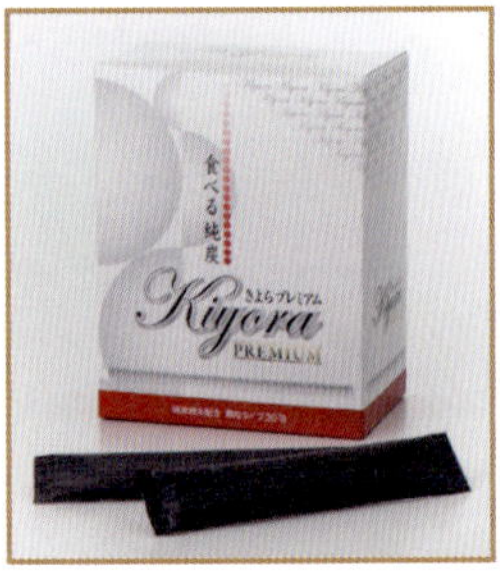

食べる純炭きよら（株式会社ダステック）

医科大と共同開発されており、安全かつ特殊な炭を原材料としています。そのまま食べる事もできますが、ヨーグルトやローカーボなパンケーキに混ぜてもおすすめです。揚げ物やステーキがお好きな方は、アンチエイジングのために是非飲んで欲しい商品となります。

糖質制限との出会い

今井 久さん

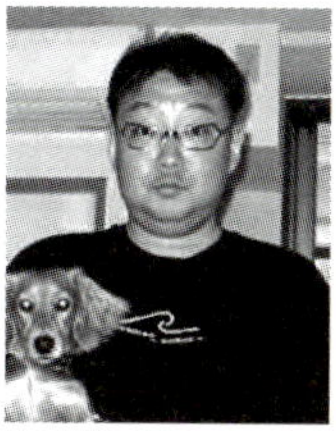
Before

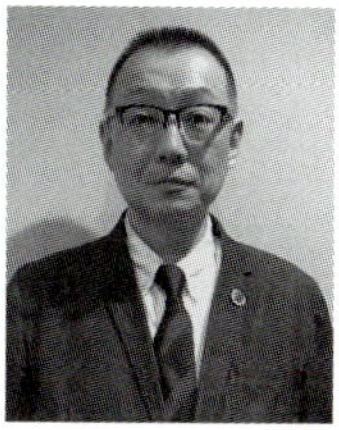
After

私は、商品の企画開発業務を25年担当しているのですが、30～40代の頃は、暴飲暴食の乱れた食生活を送っていました。

ランチはラーメンに半チャーハンというようなものばかり。日中は業務でもある試食をこなし、夜は居酒屋からのラーメン屋という毎日でした。

そんな日々を送っていたため、健康診断で「重度糖尿病」と診断され、主治医から「カロリーを1600Kcalに抑えて運動をしないと死にますよ」と言われてしまいました。医者から「死ぬ」と宣告された私は、早速カロリー制限を始めました。毎朝5時に起床して、10kmのウォーキングをしながら、カロリー計算で摂取カロリーを抑える。こんなストイックな生活により、血糖値の改善は見られましたが、完治はしませんでした。

そんなとき友人から「いくら食べても糖尿病が治る方法がある」という話を聞きました。これが糖質制限との出会いです。

最初は信じられませんでしたが、何もしないよりはと、試しに主食（炭水化物）を抜いてみることにしました。すると2週間で体重は5kg落ち、血糖値も正常値に戻り、医者が驚くほどの改善を見せたのです。

2012年9月の糖質制限開始から40kgも減り、糖尿病の症状も見られなくなりました。そしていまは、少しでも素晴らしさが伝わればと、低糖質メニューの開発を行っています。

自炊編

本書では25品のレシピをご紹介しましたが、いかがでしたか？

ローカーボを心がけた自炊は、「難しそう」「カロリー計算のように面倒そう」「ハードルが高そう」と思われがちです。

しかし私は料理教室で、「ローカーボはこんなに簡単に作れるんですよ」とお伝えしています。コツさえ掴んでしまえば、5分や10分で作ることも可能です。

例えば冬の定番の「お鍋」は、野菜やお肉をたっぷり食べられますからローカーボなお料理です。締めのごはんの代わりにくずし豆腐や溶き卵、ネギを加えれば満腹感も十分です。

コツとしては「味付けを濃くしすぎないこと」です。味付けの濃い料理は、白いごはんをたくさん食べたくなってしまいます。

ローカーボではたんぱく質をたくさん摂りますから、必然的に亜鉛も摂取できることになります。亜鉛には味覚を正常化する働きがあり、**私はローカーボに取り組むうちに極端に味が濃いもの、極端に甘いものが苦手となり、薄味嗜好になっていきました。**

もう一つのコツは「いろいろな調理法で楽しんで作る」ことです。調理法には、生で食べる、蒸す、焼く、煮る、揚げる等様々なバリエーションがあります。

揚げ物は手軽に満足感を得ることができますが、揚げ物ばかりを食べ過ぎるとAGEという老化物質が溜まりやすくなります。揚げ物の次の日は生のお刺身や生野菜を食べるなど、様々な調理法でローカーボを楽しんでみてください。

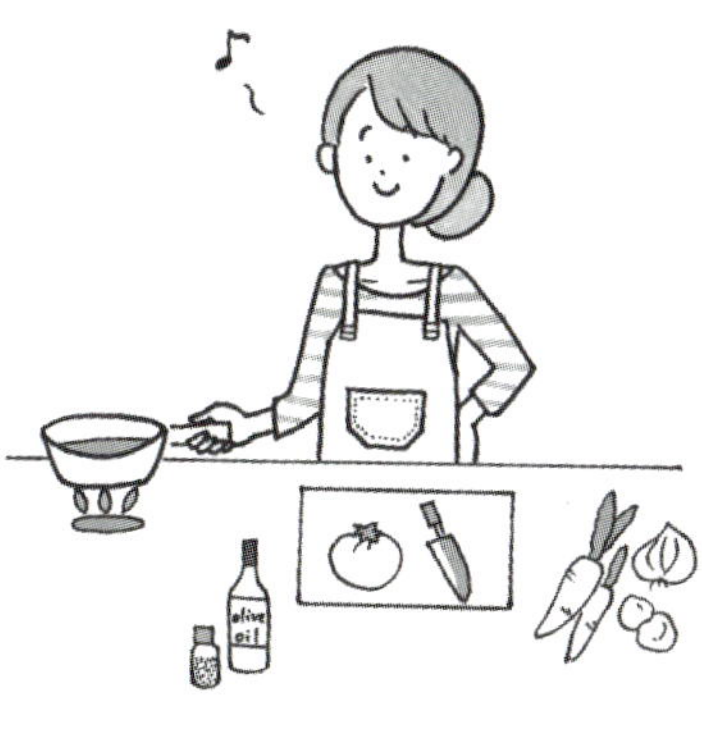

外食編

ローカーボは、「外食がしにくい」「何を選んだら良いか分からない」「外食は糖質だらけ」という声を多く聞きます。私もローカーボを始めてから「外食は糖質過多になりやすい」と気づきました。

私がローカーボ料理研究家を目指した理由は、自身の体調不良克服をもとに「家庭、外食問わず世の中にローカーボを広めていきたい」という想いがあったからです。

最近はファミレスやコンビニでも糖質量表示が増えてきました。また、**寿司チェーン店の「がってん寿司」や広島お好み焼き屋「鉄板ベイビー」では、私自身がローカーボのメニュー開発に関わらせていただくなど、外食でのローカーボが身近になりつつあります。**

それでは、「居酒屋」「定食」「フレンチ」「コンビニ」でのローカーボの選択の仕方を見ていきましょう！

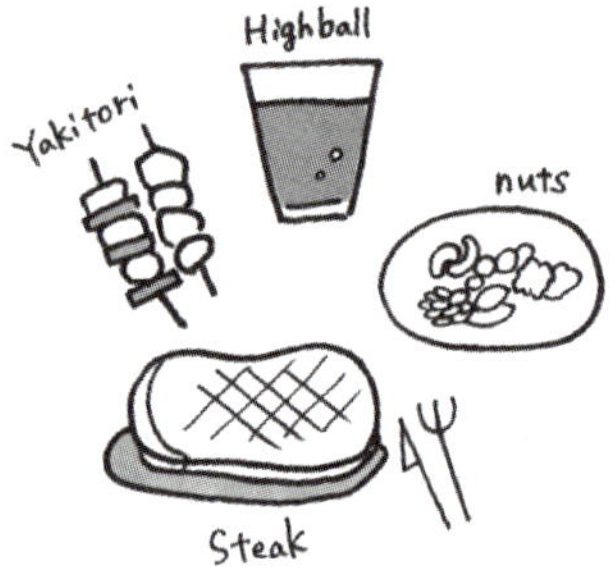

居酒屋

「歓送迎会」「慰労会」「忘年会」「新年会」「クリスマス会」などのイベントで、居酒屋を利用する方もたくさんいると思います。

お酒も料理も単品で注文する居酒屋は、「お酒を飲みながら、食べながら」ダイエットしやすい場所です。

居酒屋でお酒を頼むコツは、「とりあえずビール」をやめ、「とりあえずハイボール」に変えることです。

居酒屋でも美味しく選択し、ローカーボな飲み会を楽しんでくださいね！

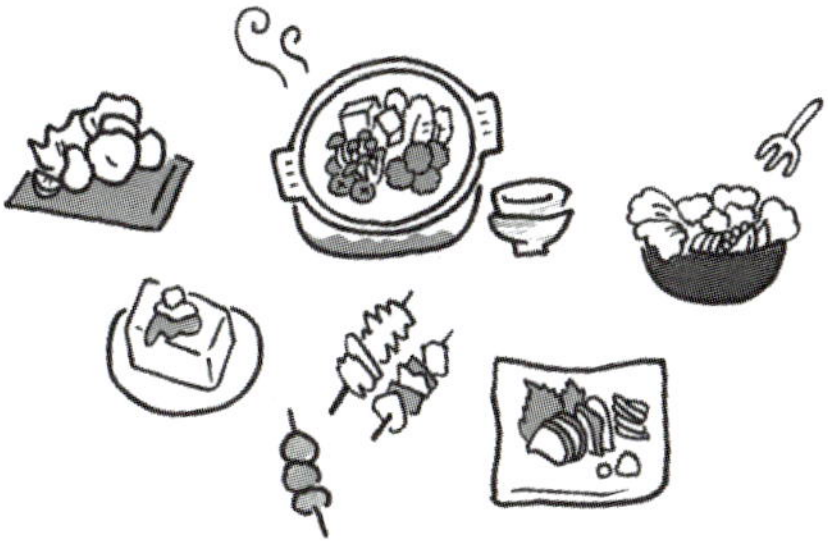

居酒屋のローカーボメニュー

糖質の低いお酒

ウイスキー、焼酎、ジン、ウォッカ、ブランデー、
糖質ゼロビール、赤ワイン

糖質の高いお酒

ビール、日本酒、梅酒、カクテル類

糖質の低い料理

焼き鳥、お刺身、唐揚げ、冷奴、焼肉、ステーキ、
焼き魚、厚焼き卵、枝豆、鍋

糖質の高い料理

お米類、麺類、パン、ピザ、フライドポテト、
お好み焼きなどの粉もの類

定食屋・ファミレス

いまではファミレスや定食屋のメニューに糖質量表示がされるなど、ローカーボに取り組みやすい環境になってきています。

コツとしては、お肉やお魚、卵などのメインやおかずはたっぷり、ごはんやパンは少なめにすることです。

定食ならば、焼き魚やお刺身などのお魚類、ステーキや生姜焼き、チキン南蛮などのお肉類がメインのメニューを頼み、「ごはんは少なめ、半分に」と注文します。

これでローカーボ定食の完成です。社員食堂でも同じように実践すれば、午後の眠気も吹っ飛び、パフォーマンスが上がること間違いなしです！

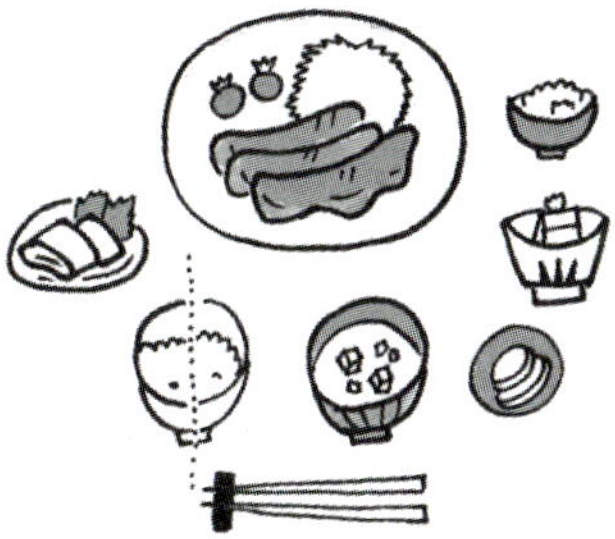

チェーン店でローカーボ

いきなりステーキ

ランチでライスを無しにすると１００円引きになったり、付け合わせをコーンから別のものに変更できたりと、ローカーボ実践者に優しいシステムがあります。

ハンバーガー・ショップ

モスバーガーには、バンズ をレタスに変えられる「モスの菜摘」があります。
フレッシュネスバーガーでも、糖質５０％オフのローカーボバンズに変更できます。

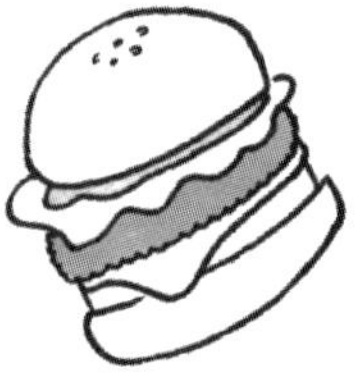
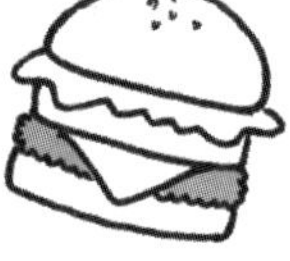

フランス料理

日本には、世界中の国の料理を提供するレストランがそろっています。日本料理をはじめ、イタリア料理、フランス料理、中華料理、インド料理、アジア料理、ブラジル料理、ハワイ料理などなど、日本にいながら世界各国の料理を気軽に楽しむことができます。

ここで問題です。イタリア料理とフランス料理とでは、どちらがローカーボに向いているでしょうか?

実は、**ピザやパスタなど糖質の多い料理が豊富なイタリア料理より、フランス料理のほうがローカーボに適しています。**

フランス料理に登場するパンは、血糖値の急上昇を防ぐバターやオリーブオイルなどの油をたっぷり塗り、コース料理の後半に食べることで対応できます。

またコース料理は、ゆっくり食べることで満足感を得ることもできますので、太りにくいともいえるでしょう。

フレンチでローカーボ料理！

コース料理

血糖値の上がりにくい順で提供されますので、
パンを食べるタイミングを意識するようにします。
具体的には、前菜 → スープ → お肉やお魚などの
メインディッシュ → バターやオリーブオイルが
添えてあるパン → デザートの順となります。
食物繊維豊富な前菜で血糖値の上昇を
ゆるやかにします。
また、野菜やたんぱく質が豊富なのも特徴です。

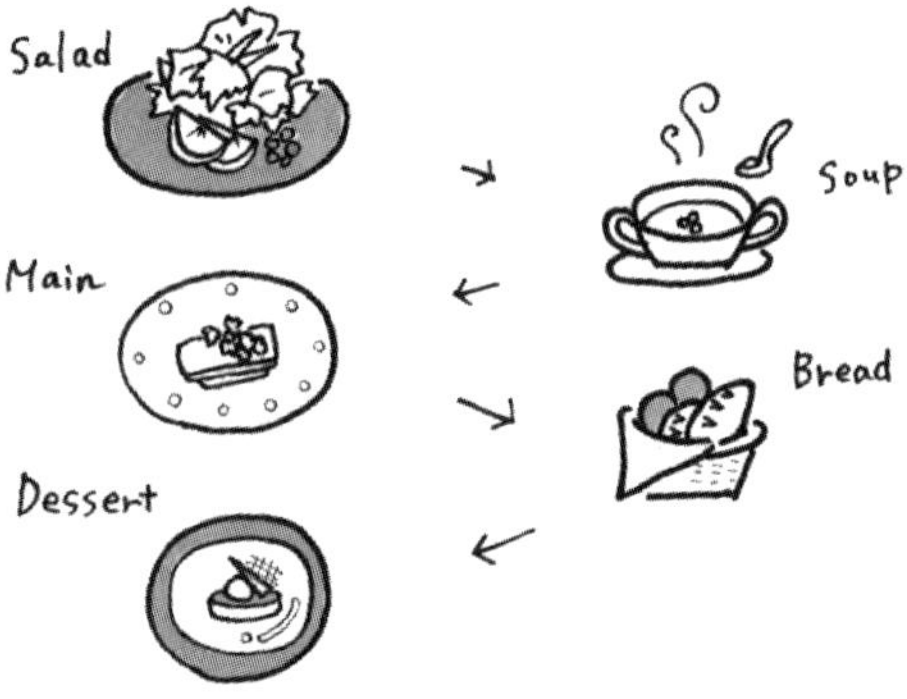

コンビニ

美容や健康を維持するには自炊をおすすめしますが、忙しい現代人にとって、毎日料理を作ることは難しいかもしれません。そこで心強い味方になってくれるのが「コンビニ商品」です。

最近はコンビニ業界もより健康志向に力を入れており、糖質量表示の商品もたくさん発売されています。

ここでは、おすすめのコンビニ商品をご紹介します。

冬に人気のおでんは、大根や昆布巻きなど糖質が低い具材が多くローカーボ向きで、中でも卵、牛すじ、つくねはたんぱく質も豊富です。一方、糖質が高めの餅巾着やちくわぶをはじめとする練り物類はローカーボにはおすすめできません。選ぶときのちょっとしたコツを覚えておきましょう。

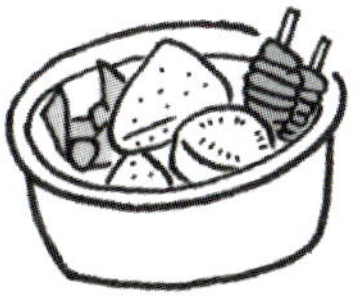

コンビニのおすすめの商品

ゆで卵

糖質はほぼゼロ。どこのコンビニにもあるので、1品プラスしたいときにおすすめです。

鯖の水煮缶

糖質は低く、頭の働きをよくするＤＨＡ・ＥＰＡが豊富です。

こんにゃく麺

そのまま食べられるこんにゃく麺サラダや、湯がいて食べるうどんやラーメンがあります。

ブランパン

ふすまを使用したパン。一般的な小麦を使ったパンより糖質が低く、独特の風味があるのが特徴です。

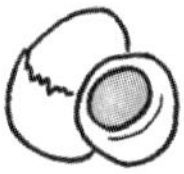
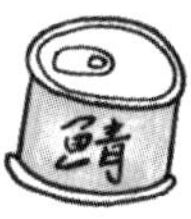

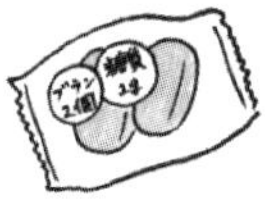

近い将来、ローカーボブームの到来？

２０１６年度のローカーボ市場の規模は、前年比7.7％増の３４３１億円となり、急速に拡大しています。食品業界も「ローカーボ」が無視できない時代になってきました。

最近では、牛丼屋でごはんを豆腐に変更できたり、ラーメン屋でも糖質量の低い麺を使用したりとローカーボが話題になりました。同様に中華料理屋やイタリアン、カフェなどでも徐々に低糖質を意識したお店が増えてきています。

一昔前に比べると選択肢が増えているローカーボの世界。今後はカロリー表示だけでなく、糖質量の表示が必須の時代も近いかもしれません。楽しみながら、「世界一おいしいダイエット」を実践してみてくださいね。

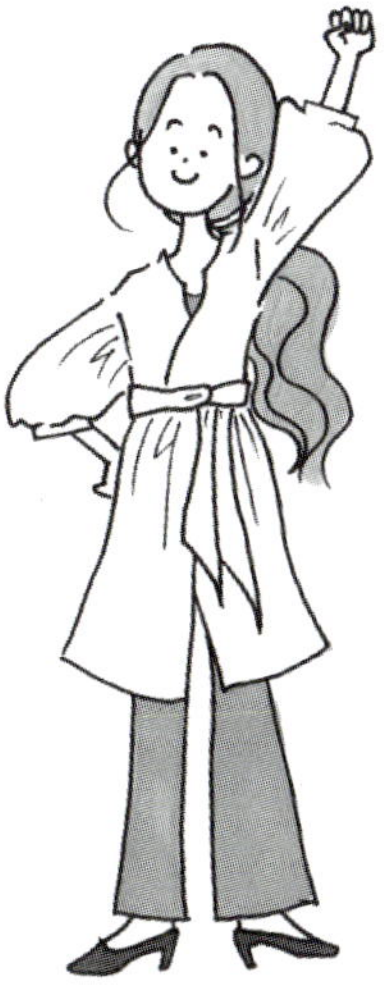

ローカーボをより深く
知るための参考にしてください

ローカーボ Q＆A

Q１
お肉ばかり食べても太らない？

糖質を抑え、お肉、お魚、卵等の動物性たんぱく質をたくさん摂ることで基礎代謝が上がり、食事誘発性熱産生（食事後、安静にしていても代謝量が増大すること）が高まります。そして、体脂肪を燃やしてくれるので、逆に痩せやすくなります。

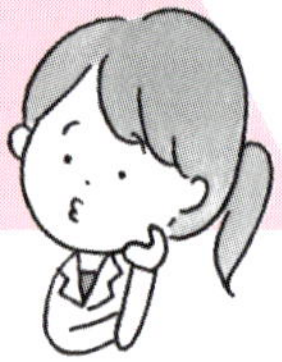

Q２
ブドウ糖が脳の唯一の栄養素ではないの？

実は糖質を摂らなくても、動物性たんぱく質や脂質を多く摂ると肝臓からグリコーゲンという糖が生産され、ブドウ糖の代わりとして使われています。

Q3
調味料で気をつけるポイントは？

　ハーブやスパイス、塩・こしょうはほとんど糖質を含みません。甘味料は、血糖値の上がりにくい種類を選びましょう。

　また、カレールーには小麦粉が含まれているため、カレーパウダーやトマト缶で作る小麦粉無しのカレーがおすすめです。ライスの代わりに、豆腐やオムレツにかければ立派なローカーボ食が完成です！

トマトカレーの作り方

■ 材料（2人分）

トマト缶……………… 1缶
たまねぎ……………1/2個
カレー粉…………大さじ2
コンソメ………………1個
鶏肉…………………300g

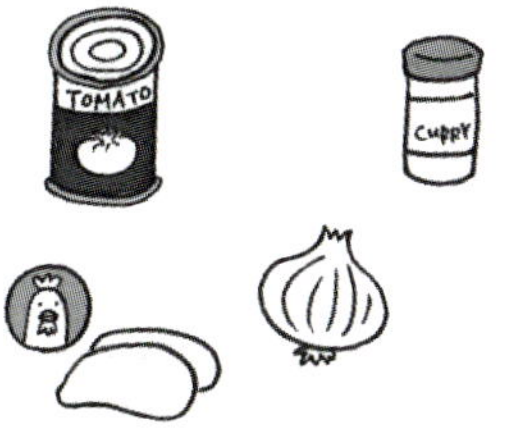

■ 作り方

1. たまねぎはみじん切りにし、鶏肉は一口大に切る。
2. 鍋にバターを入れて1を炒め、鶏肉の色が変わったらトマト缶、カレー粉、コンソメを入れて20分ほど弱火で煮込む。

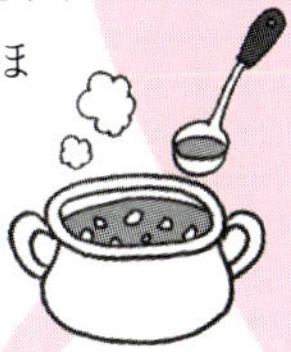

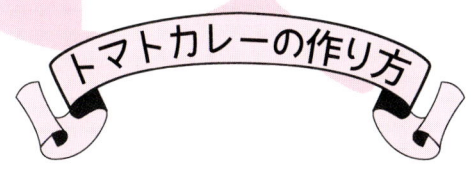

Q 4

たんぱく質や脂質を多く摂っても、コレステロール値は上がらないの？

血中のコレステロールは約７～８割が体内で作られており、「食事でコレステロール値は変わらない」と厚労省からも発表されています（2015 年５月）。

また、悪者のイメージが強いコレステロールですが、細胞膜や各種ホルモンを作る大事な役割を担っているため、低すぎても体に良くないとされています。

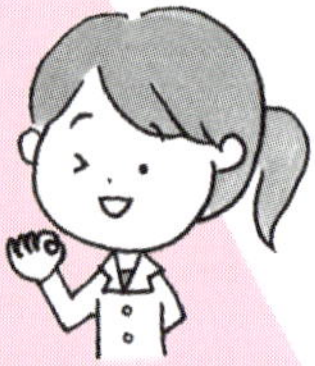

Q 5

ローカーボは毎食やらないと効果がないの？

１日に一食だけ炭水化物を抜くだけでも、ゆるやかですが痩せることは可能です。特に夜は体脂肪に変わりやすいので、糖質は控えた方が良いでしょう。摂取する炭水化物の目安は、１日あたり自分の拳１個分の大きさです。山盛り１杯食べず、半分に減らして小鉢をふやすだけでもローカーボになります。

Q6
ローカーボを始めて1週間。頭がボーッとするのはなぜ？

脳がエネルギー不足になっている可能性があります。脳の栄養はブドウ糖ですが、それ以外にも“ケトン体”と呼ばれているエネルギー源があり、体内の脂肪をエネルギー源に変えて脳のエネルギーとして補っているのです。

ケトン体を作り出すには脂質の摂取が必須です。ローカーボで、糖質だけではなく脂質も控えてしまう方がいらっしゃいますが、しっかり良い脂質を摂ると脳の働きがよくなります。脂質は意識して摂るようにしてください。(27ページ参照)

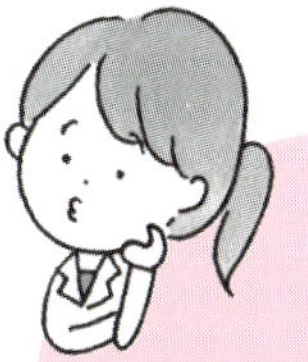

Q7
糖類ゼロは糖質ゼロとは違うの？

糖類とは、ブドウ糖やショ糖など糖質の一部のことをいいます。糖類がゼロでもでんぷんが含まれている場合、糖質はゼロではありません。糖質ゼロとは、炭水化物から食物繊維を差し引いた数値がゼロのことです。血糖値を上げにくくするには「糖質ゼロ」を意識しましょう。

Q８
黒糖やハチミツは、お砂糖代わりになるの？

黒糖やハチミツ、三温糖は、ローカーボではなるべく避けたいお砂糖類です。おすすめの甘味料は、ラカントS、エリスリトール、ステビア甘味料などがあります。

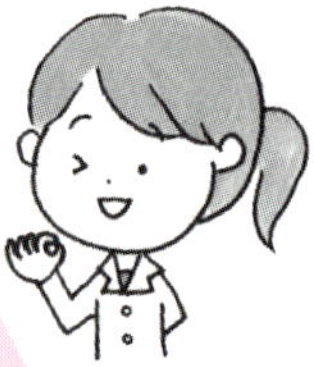

Q９
ローカーボに不向きなのはどんな人？

持病がある方は、必ず医師と相談してください。

- **腎臓疾患の方：**たんぱく質を多く取るので負担がかかる場合があります。
- **リーキーガット症候群の方：**たんぱく質を摂取しても腸が荒れていると栄養が漏れ出す可能性があります。腸内環境を整えてから始めることをおすすめします。
- **遅延型フードアレルギー※の可能性がある方：**陽性反応のある食べ物はローカーボの食材であったとしても一定期間除去する必要があるため、遅延型フードアレルギー検査を受けられる事をおすすめします。

※ 遅延型フードアレルギーとは即時性アレルギーとは違い、症状が１～２日遅れて出るアレルギーのことを指します。

ローカーボで58kgから50kgにダウン

林 歩さん

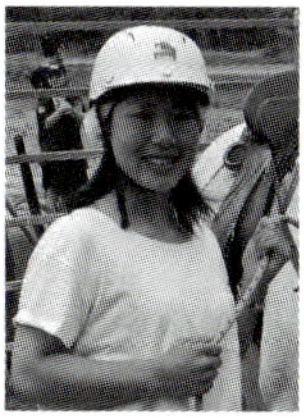

Before

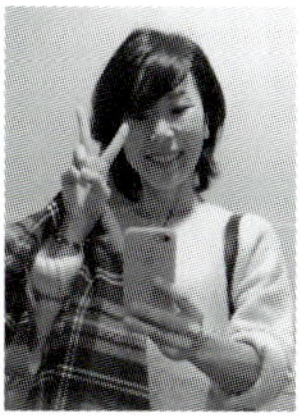

After

30代を機に将来の自分を想像したとき、元気で明るく生きていくためには、「健康」が一番だと考えました。

その中でも、毎日の食事が重要だということに気づき、様々な食事法を試してみることにしました。そのとき出合ったのが「糖質制限」です。日常的に食べていたお米やパンなどの糖質が、必ずしも必要な栄養素でないことを知り、興味本位で実践してみることに。すると、みるみる体重が減り、体が軽くなり、思考もクリアになってきました。

セラピストをしていたのですが、休憩後に襲ってくる施術中の睡魔が消え、救われた気持ちになったことを覚えています。

また、悩まされていた口周りの吹き出物も消え、胸を張って人前に出られるようになりました。食事を整えることでマインドも整い、自分の未来にも希望が持てるようになりました。

糖質制限前	
朝食	おにぎり or パン、気分でフルーツ
昼食	日替わりでその日食べたい物を食べたい分だけ、パンやパスタ率が高い
夕食	ビール、主食含めもりもり満腹食い

糖質制限後	
朝食	バターコーヒー
昼食	ご飯少なめに野菜、お肉、魚などをしっかり食べる 食後にチョコを欲した時はカカオ70%以上のチョコ
夕食	たんぱく質強化食（アボカド、納豆、豆腐、キムチ、チーズetc.）

CHAPTER 04

たのしく カーボ コントロール

これからは カーボコントロールの時代

体調や必要に応じて糖質の量を自分で調整する「カーボコントロール」の時代です。
好きなものを食べながら、上手に「カーボコントロール」を続けてみてください。

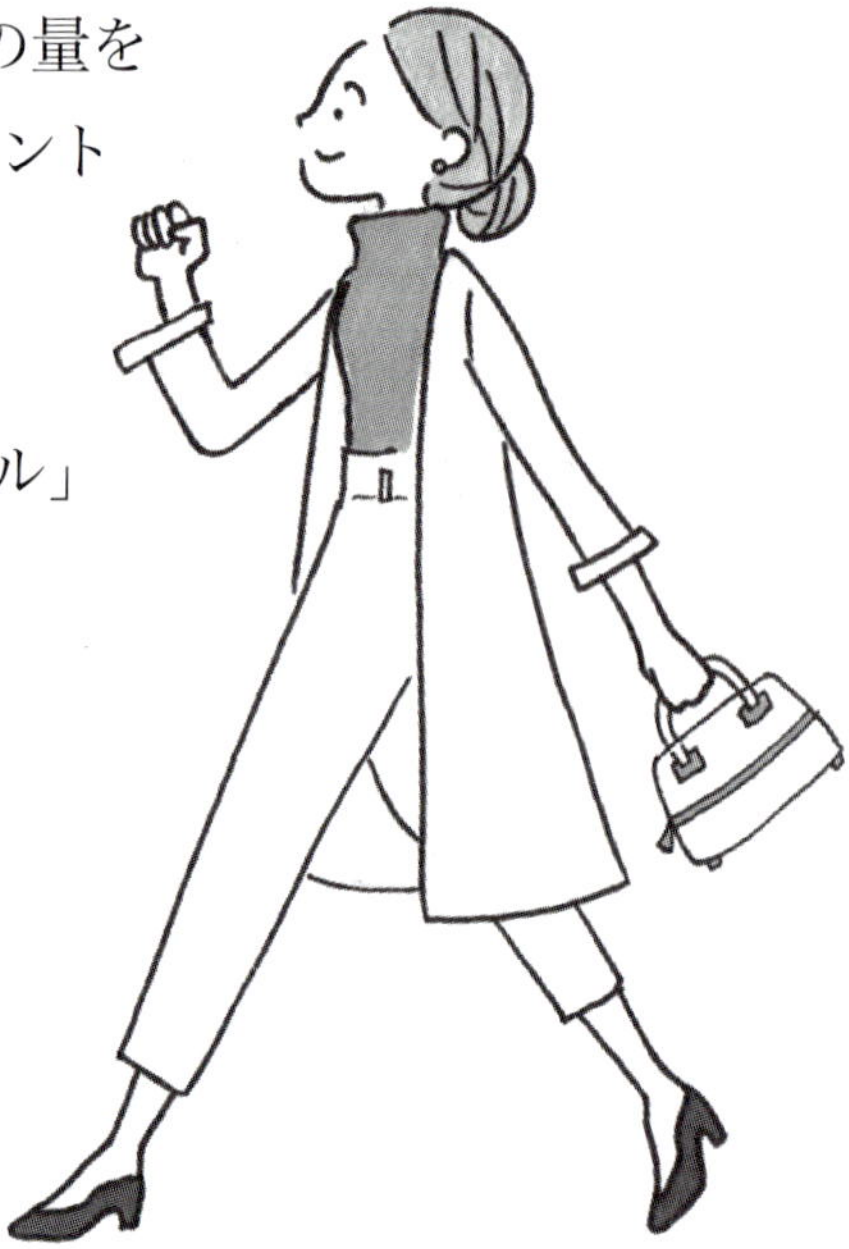

「今日は、こんなに糖質を食べ過ぎちゃった…」
と落ち込み、もう続けられないと
諦めてしまったりする方は少なくありません。

しかし、健康な人がたった1日糖質を
摂り過ぎてしまっただけで、
体調に異変が現れたり、すぐに病気になったり
することはありません。

私は、健康な人に
「1週間のうち8割ローカーボ生活をしたら、
残りの2割は自分の好きなものを自由に
食べてください」とお伝えしています。

8割をローカーボにするだけでも、
体調は大きく変化します。

もし、糖質を摂り過ぎたと感じたら
食事の30分後にウォーキングなどの
軽い運動をしてみましょう。
それだけでも、血糖値を下げる
働きがあります。

あまり気負わずに
好きなものを食べながら、
上手に「カーボコントロール」を
続けてみてください。

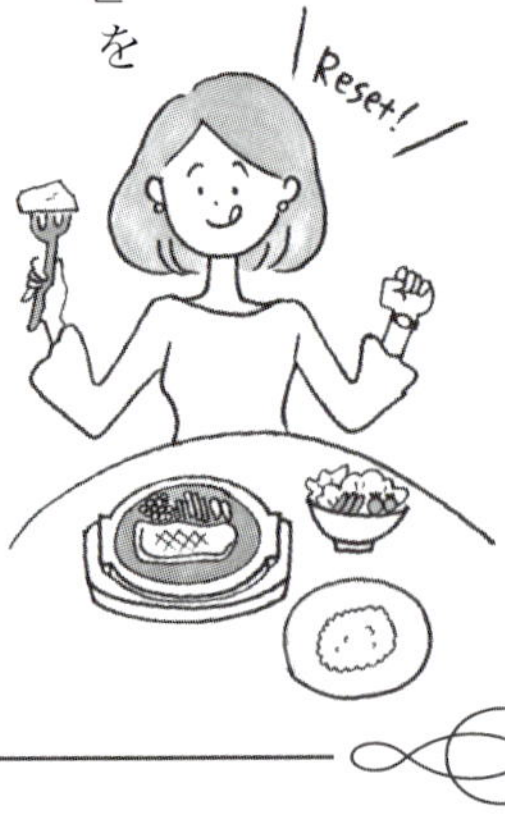

1 ストレスや糖質と上手に付き合う

ダイエットや健康の最大の敵は「ストレス」です。

ストレスが体に及ぼす影響は非常に大きく、食事に気を遣っていても**体内のビタミンCが通常消費の3～8倍のスピードで失われてしまうため、体調は崩れてしまいます。**ローカーボダイエットが失敗に終わる人の多くは、ストレスの多い方たちだったりするのもこのためです。

また、ストレスを感じるホルモンと食欲を感じるホルモンは隣り合わせのため、ストレスにより大食いをしてしまう方も少なくありません。

ストレスがかかることで、いろいろなホルモンが分泌されますが、血糖値を下げるインスリン以外はどれも血糖値を上げてしまう働きがあります。そのため**ストレスをためないことがローカーボを実践する上でとても重要であり、自分なりのストレス発散方法を知っておくことが健康のコツでもあるのです。**

ローカーボを実践するために付き合いの食事を断ってしまったり、糖質を「悪」だと決めつけてしまったりと、極度な制限が大きなストレスにつながります。ローカーボがストレスにならないように、「外食で糖質を摂りすぎたから明日は減らしてみよう」「少し糖質が多い気がするから運動しよう」「3日で食事を調整すれば大丈夫！」と、力を入れすぎないで取り組むことが大切です。

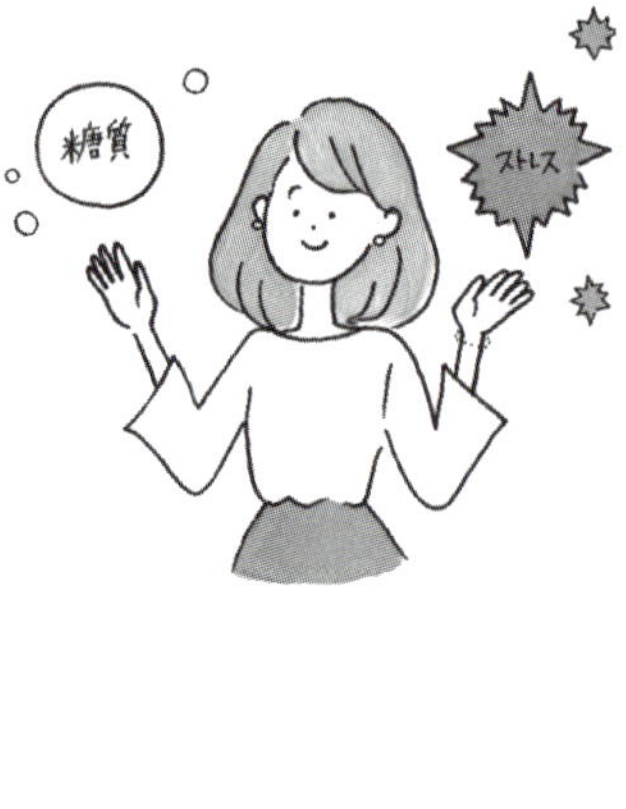

2

一番大事なことは「食事を楽しむこと」

皆さんは、楽しんで食事をしているでしょうか？

糖質が多いからと無理に制限したり、「糖質を摂り過ぎてしまった…」と必要以上に落ち込んでしまったりした経験は、ダイエットを実践している人に多いのかもしれません。

世の中には、何をどんなふうに食べても健康な人もいます。そのような方は、細かい事を気にせず、おおらかに生きているという特徴があります。

一人や大人数で食べるときもあれば、もしかしたら嫌いな人と食べるときもあるかもしれません。

好きな人たちと笑いながら食べる食事は、一人のときと比べてゆっくり良く噛んで食べるため、血糖値が急上昇しにくく、消化吸収も違ってきます。

笑うことが健康に繋がることは医学的にも証明されており、実際に糖尿病患者が食後に漫才を鑑賞すると、血糖値の上昇が大幅に抑えられたという研究もあるほどです。

何を食べるかも重要ですが、誰と食べるかも「心の健康」を保つには、重要なのです。

食事は全ての人が生きていく上で必要なことです。

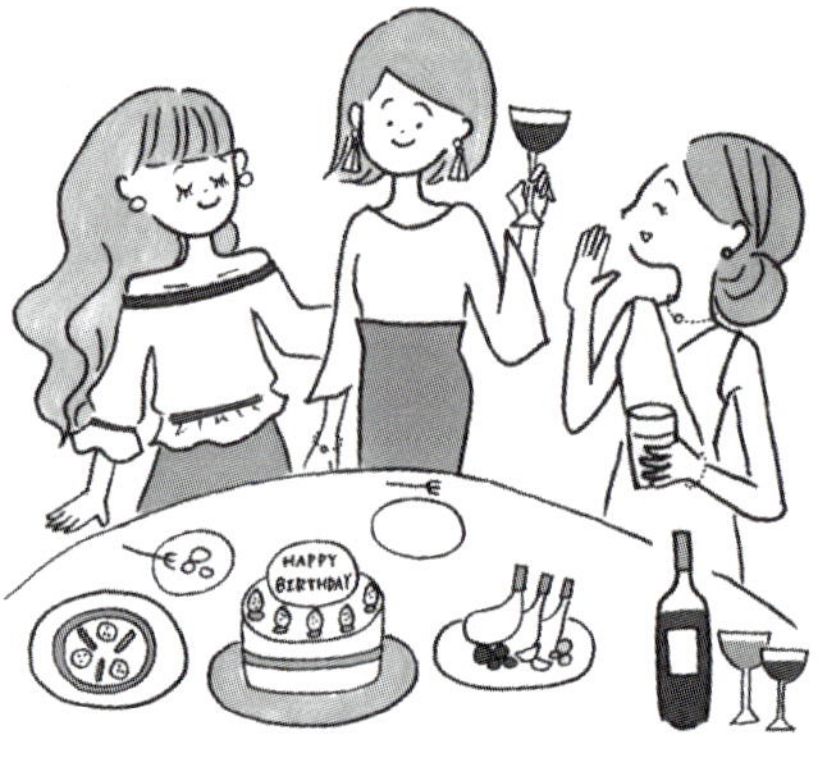

3 メンタルも食事でコントロール

私はいつも、「なぜダイエットがしたいのですか？」という質問をしています。

ダイエットはあくまで手段であり、成功したその先にある「自己実現」がとても重要だからです。

お客様にヒアリングしていると、**自己肯定感の低い方が多く見受けられます。**その人の良さをお伝えしても「自分はダメで…」という言葉が返ってくるのです。

私もこの仕事を始めるまでは、何をやるにも自信がなくて、自己肯定感の低い10代、20代を過ごしてきました。

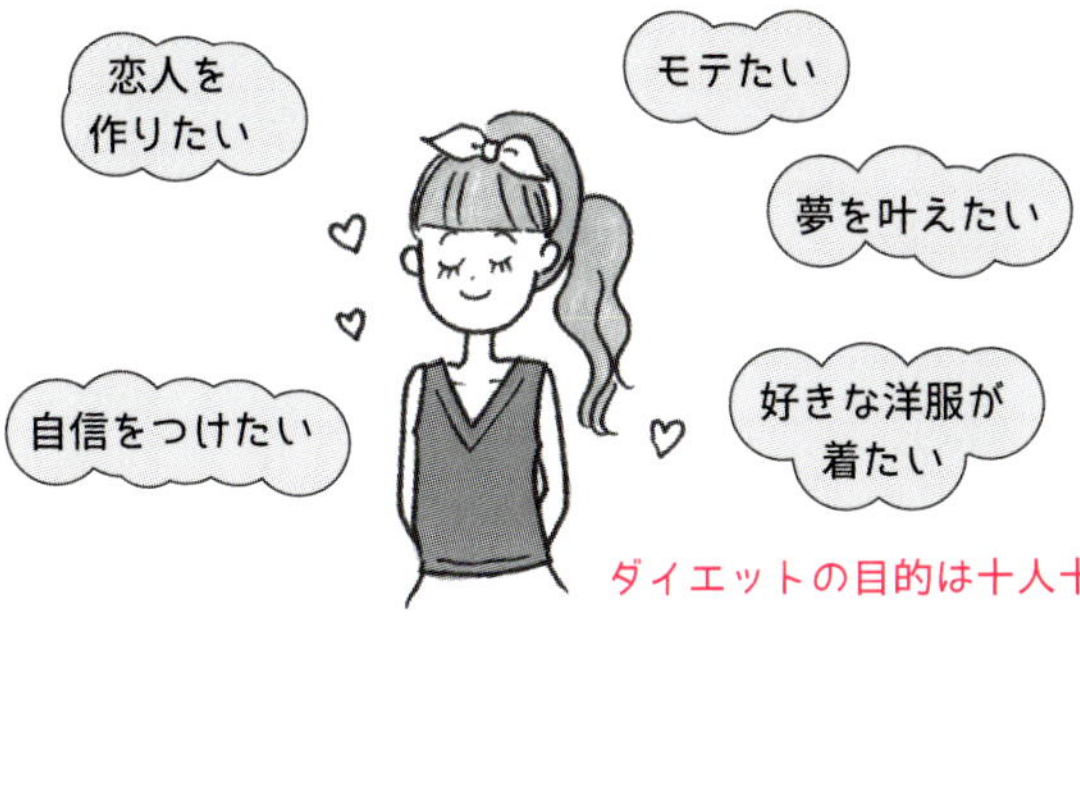
恋人を作りたい
モテたい
夢を叶えたい
自信をつけたい
好きな洋服が着たい
ダイエットの目的は十人十色

20代前半に「うつ」を経験したのですが、その頃の食生活は、麺類などの炭水化物単体で適当にランチを済ませ、夜はお菓子をつまみながら残業を乗り切るという毎日でした。そんなとき、「うつは食べ物が原因だった」（著書　溝口徹医師）という本を読んで、**メンタルは心の問題だけではなく、食事が及ぼす影響も大きい**ということに気付かされたのです。すぐにローカーボを実践すると、メンタルの浮き沈みが徐々に安定してきたのがわかりました。

ひとつ言えることは、「うつ」で悩んでいる人でも、食事で私のように復活出来るということです。

心も体も健康でいることが、真の「健康」と言えるのです。

一度だけの人生をどのように生きたいですか？

「自己実現」を叶えるために、肩の力を抜いて、楽しく健やかなローカーボライフを送りましょう！

心も体も健康な状態にする！

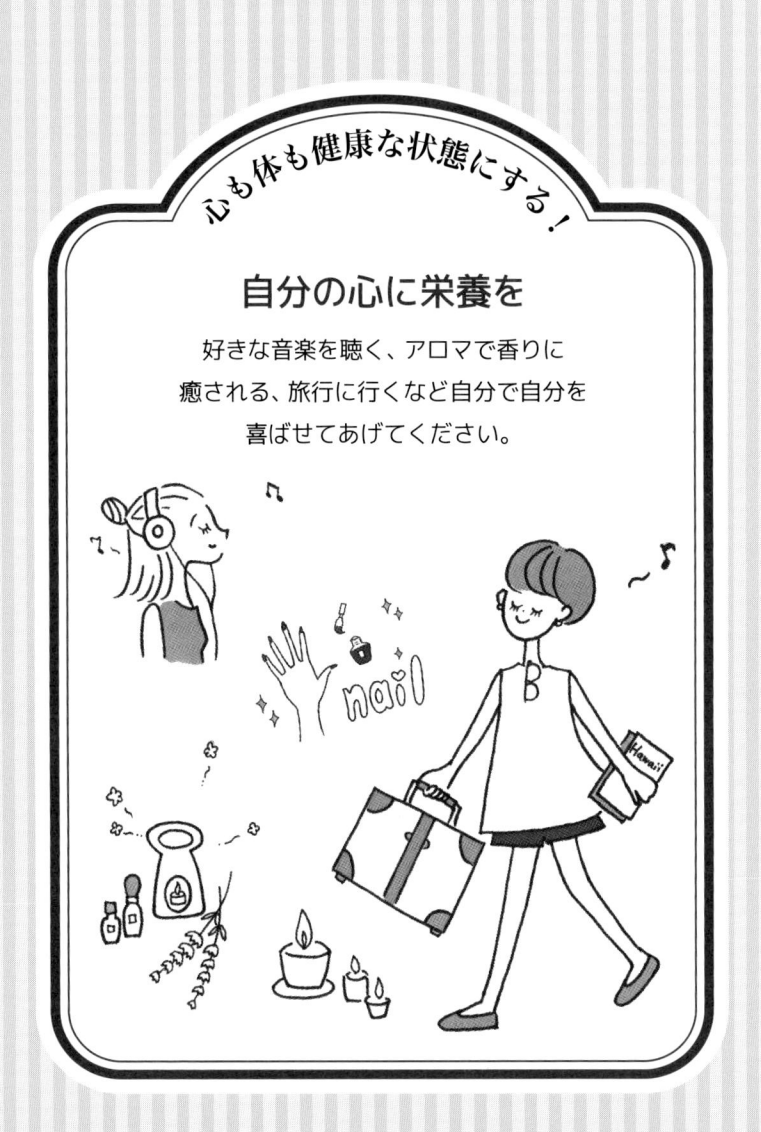

自分の心に栄養を

好きな音楽を聴く、アロマで香りに
癒される、旅行に行くなど自分で自分を
喜ばせてあげてください。

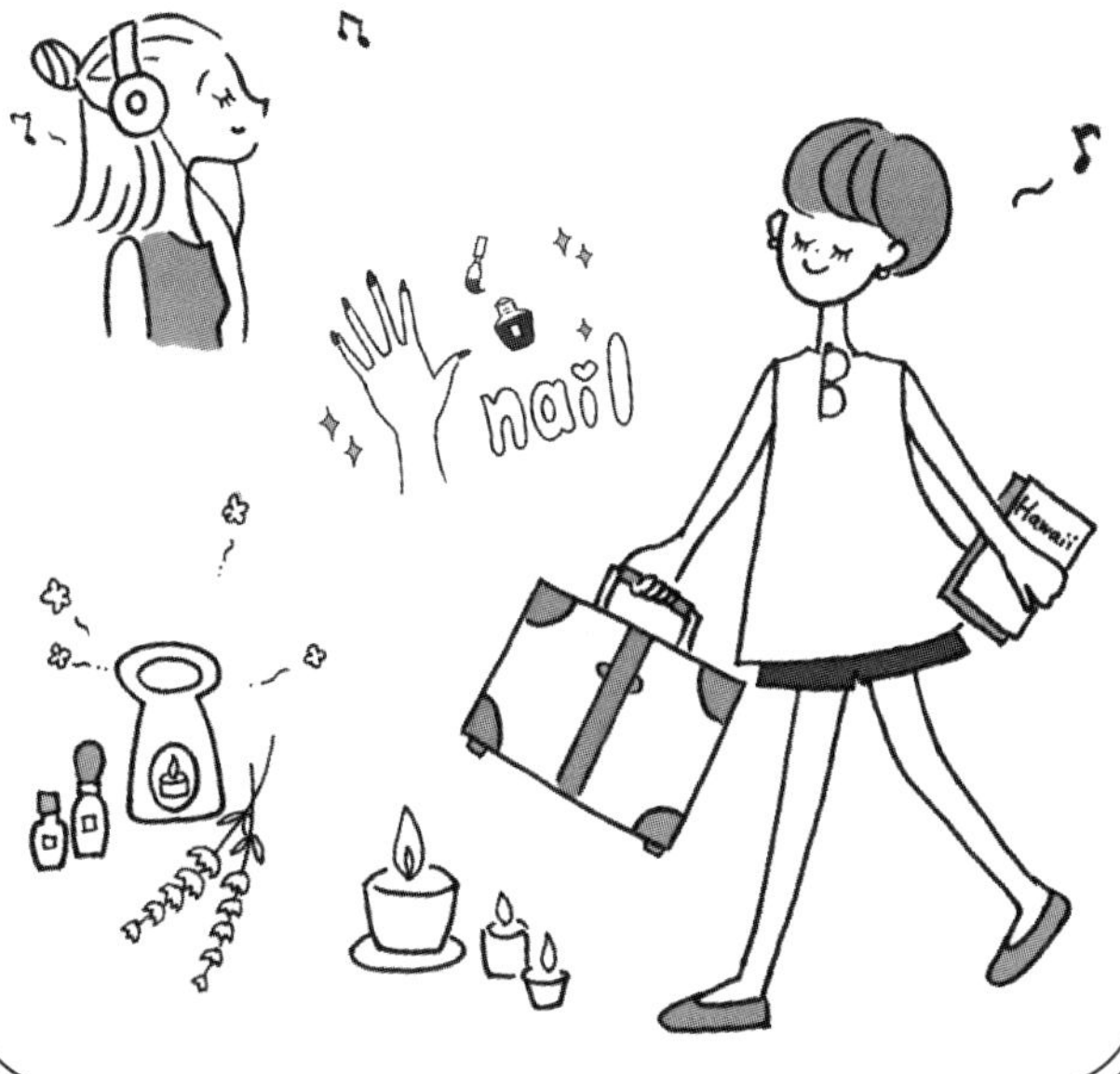

おわりに

ローカーボ料理研究家を目指すまで、幼少期からたくさんの病気や体調不良を経験してきました。

また、23歳の時に父が他界したことが、「自分の人生の目的は何なのか」「世の中に貢献できることは何だろうか」と、自分を見つめ直すきっかけとなりました。

これらの経験があったからこそ「健康で幸せに生きる」ことが、どれだけ有難いことなのか身をもって知ることができたと思います。大げさかもしれませんが、食が私の仕事、人生の目的までも変えてくれたのです。

私にとって「食」とは美容や健康だけではなく、その先にある自己実現や夢を叶える手助けをしてくれるとても重要なものだと実感しています。私のミッションは「食を通して多くの人を健康で幸せにしていくこと」です。これからも続けていきたいと思っています。

ここまでくるのに、たくさんの方とのご縁がありました。この本を出版するにあたり、出版社を紹介してくれた『毎日の美ボディ習慣』の著者の島田ひろみ先生、いつも応援してくれるＤＩＡＮＡチャプターの皆様、料理教室やセミナーなどでご協力いただいた皆様、無条件で応援してくれる母と兄、「人の役に立つことをしなさい」とずっと背中で教えてくれた天国の父、そしてrepicbook（リピックブック）の諏訪部伸一様、江川淳子様、この本に関わってくださった皆様、応援してくださる全ての皆様のご縁で今の私がいます。心より感謝申し上げます。

この本が皆様の食を考えるきっかけとなれば、これほど嬉しいことはありません。食とは生きること、楽しむこと、そして元気で幸せになるための大きなツールです。ローカーボがよりポジティブに広まるよう、一生をかけて伝え続けます。

最後に、ここまで読んでいただいた読者の皆様、本当にありがとうございました。

ローカーボ料理研究家・藤本なおよ

世界一おいしいダイエット

～はじめよう！ローカーボ革命～

2018年5月19日　第1刷発行

著者	藤本 なおよ
イラスト	林 歩
カメラマン	石井 雄司
スタイリスト	サイトウレナ

編集人	江川 淳子、諏訪部 伸一、野呂 志帆
発行人	諏訪部 貴伸
発行所	repicbook（リピックブック）株式会社 〒353-0004　埼玉県志木市本町5-11-8 TEL　048-476-1877 FAX　048-483-4227 http://repicbook.com
印刷・製本	株式会社シナノパブリッシングプレス

　ISBN978-4-908154-12-6